ヒーラー×生理学 微小循環 研究者

ケビン中西（中西研二）

森 昌夫

ヒカルランド

ともに1948年生まれ、
日本の未来を案じ学園闘争に身を投じた2人が
50年の月日を経た今、
心身両面から人を癒し快復させる同志として再会。

2人を結ぶ学園闘争の話から
気の話、ツボの話、鬱《うつ》とストレス・認知症と霊芝《れいし》の話
新型コロナ、今後の医療――
はたまたホツマツタヱに宇佐神宮のドルメン、卑弥呼の軌跡
そしてこれからの地球と子供の未来まで――
とどまるところを知らない、つきることがない
稀有かつ壮大なお話のはじまりはじまり――

森：
先輩は大将クラス、僕は少尉。
小部隊を率いて駆け回っているだけ。
一軍を率いた人と、僕たちみたいな
のとは、わけが違う。

ケビン中西：
使命感に燃えてやっていましたから。
二度と戦争に導きたくないという思
いで動いていましたね。
当時はベトナム戦争があって、
日本は再び戦争に向かって真っしぐ

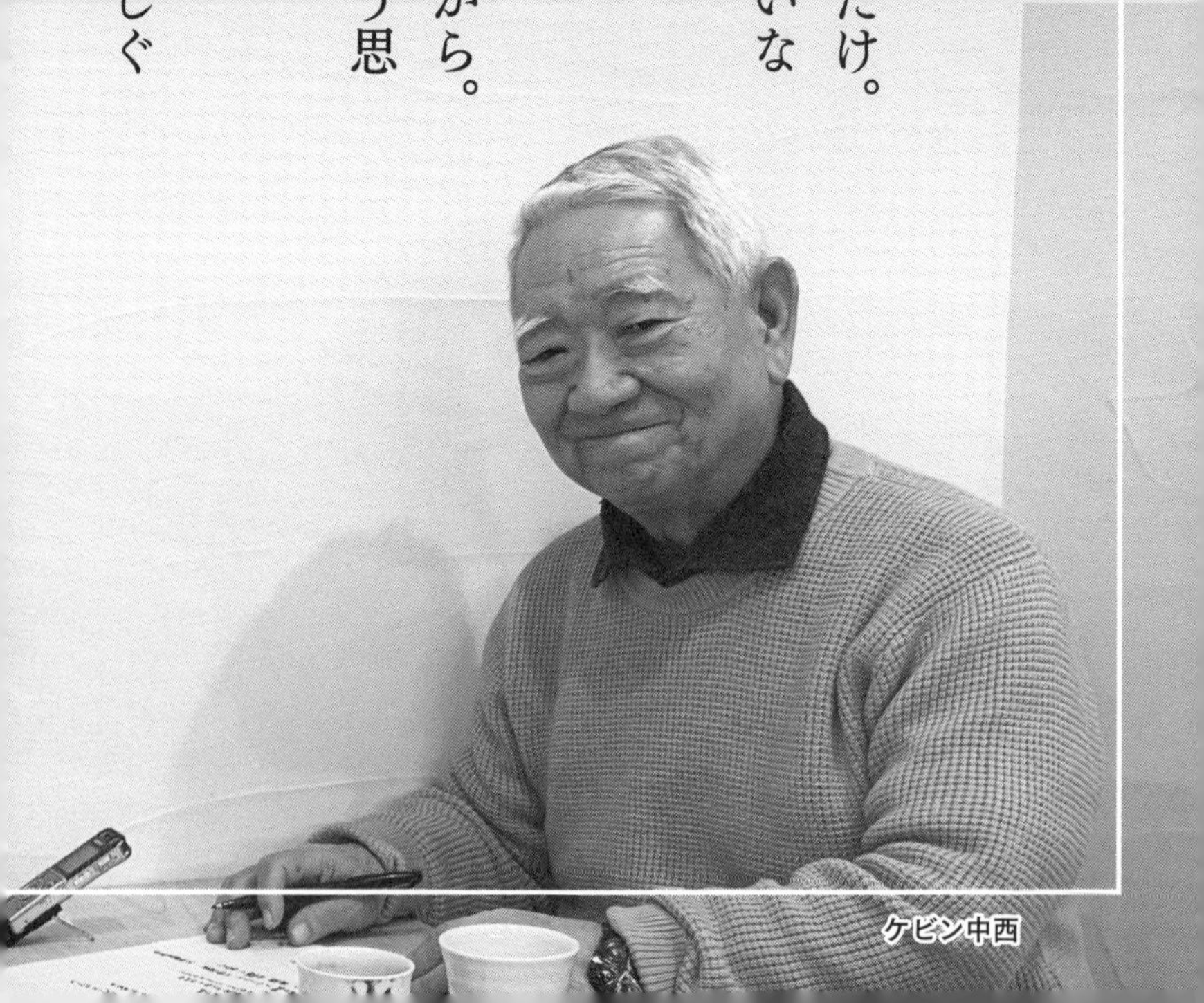
ケビン中西

らに走っていくから、そういうことが許せなくて活動していたんですよ。

森：先輩はパクられたことがないというんだから、偉いよ。僕なんか、すぐパクられる。

ケビン中西：私の場合は逃げ足が速かったんです（笑）。

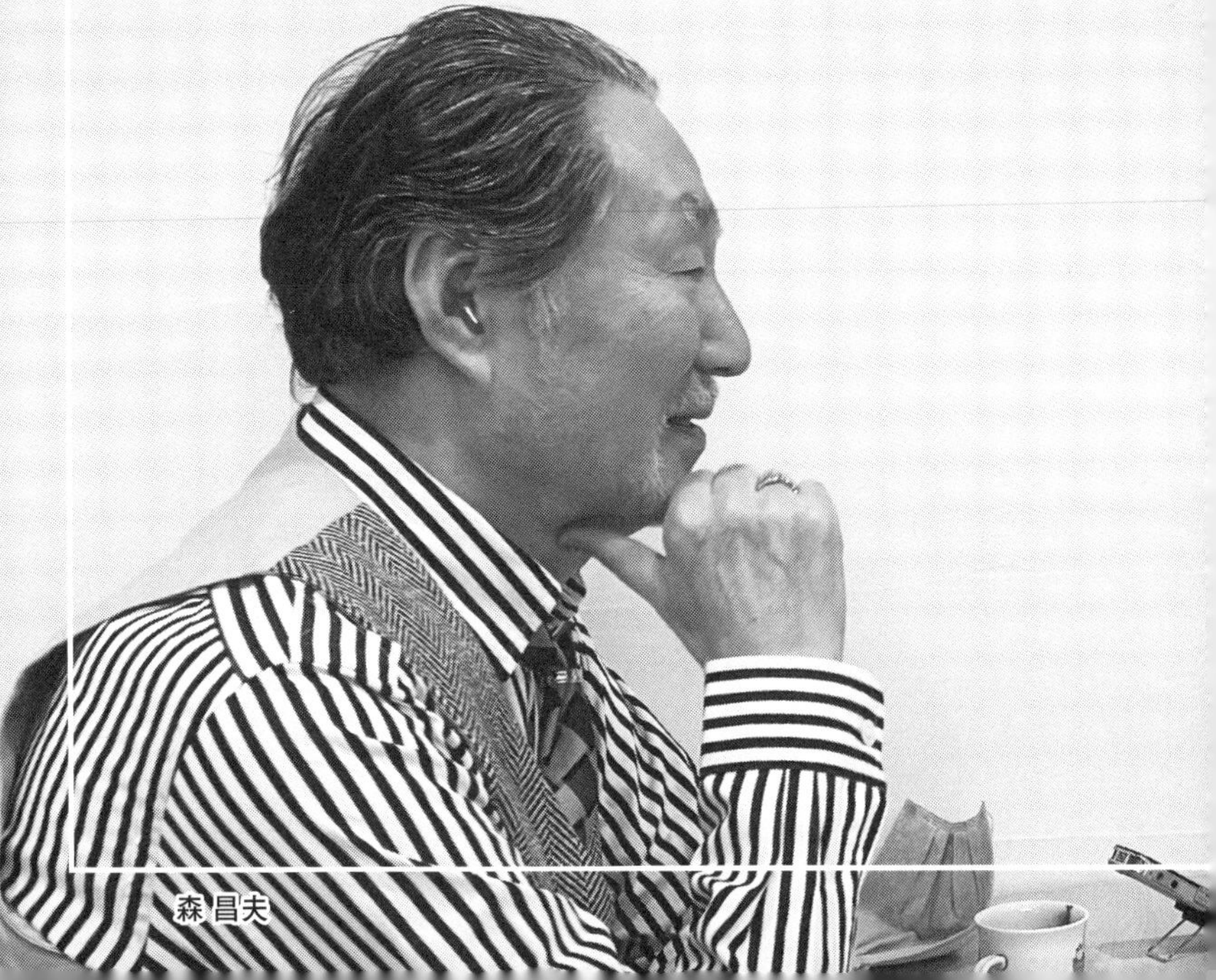

森 昌夫

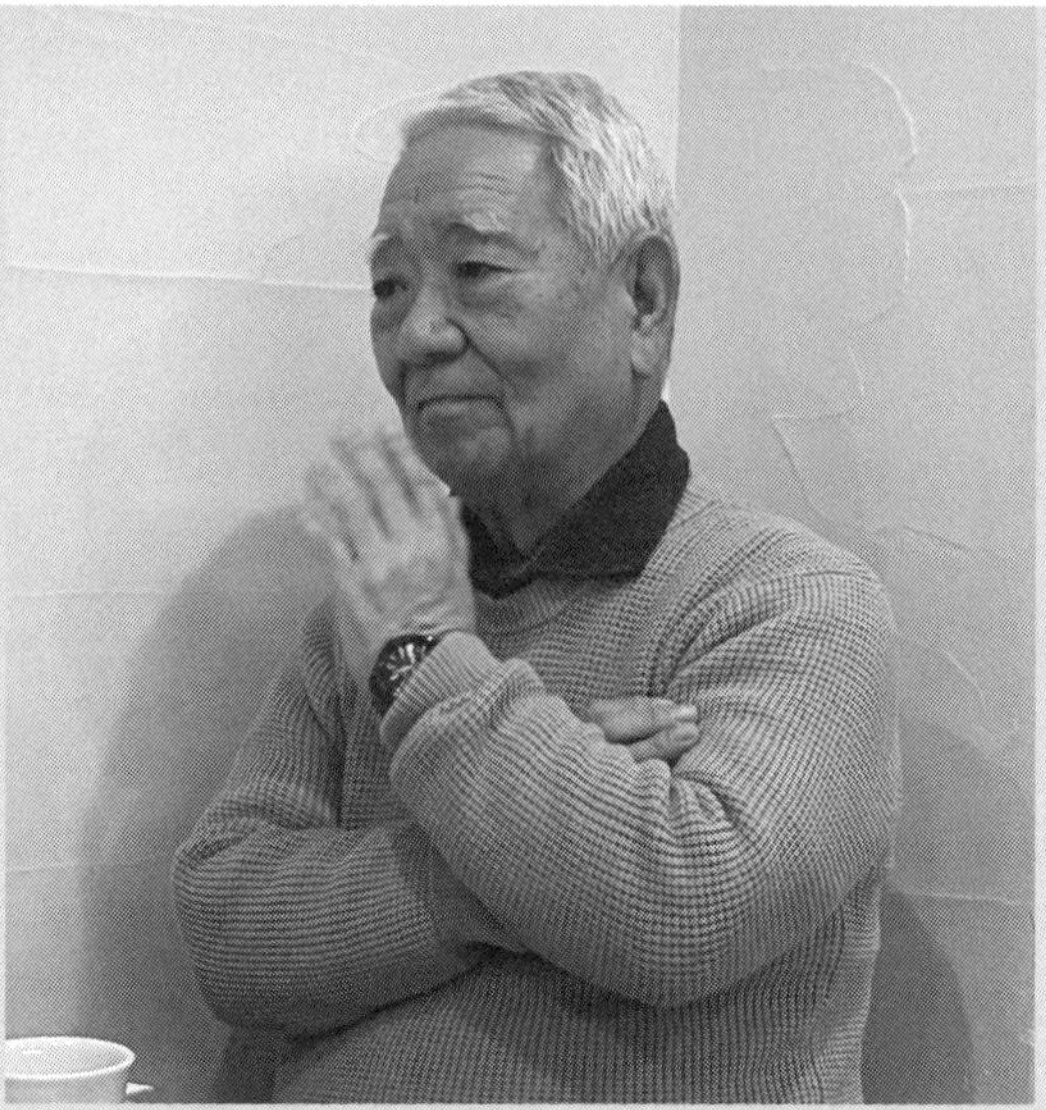

ケビン中西：
今、アメリカでは鍼灸の勉強を
しない人は医者になれない。
また、世界一漢方が進んでいるのは
イスラエルです。
ところが、森先生のやっていることは
イスラエルでもやっていないんですよ。
日本もこれからは絶対、
統合医療の時代だと思うんですね。
そういうときに
森先生の威力が発揮できると思います。

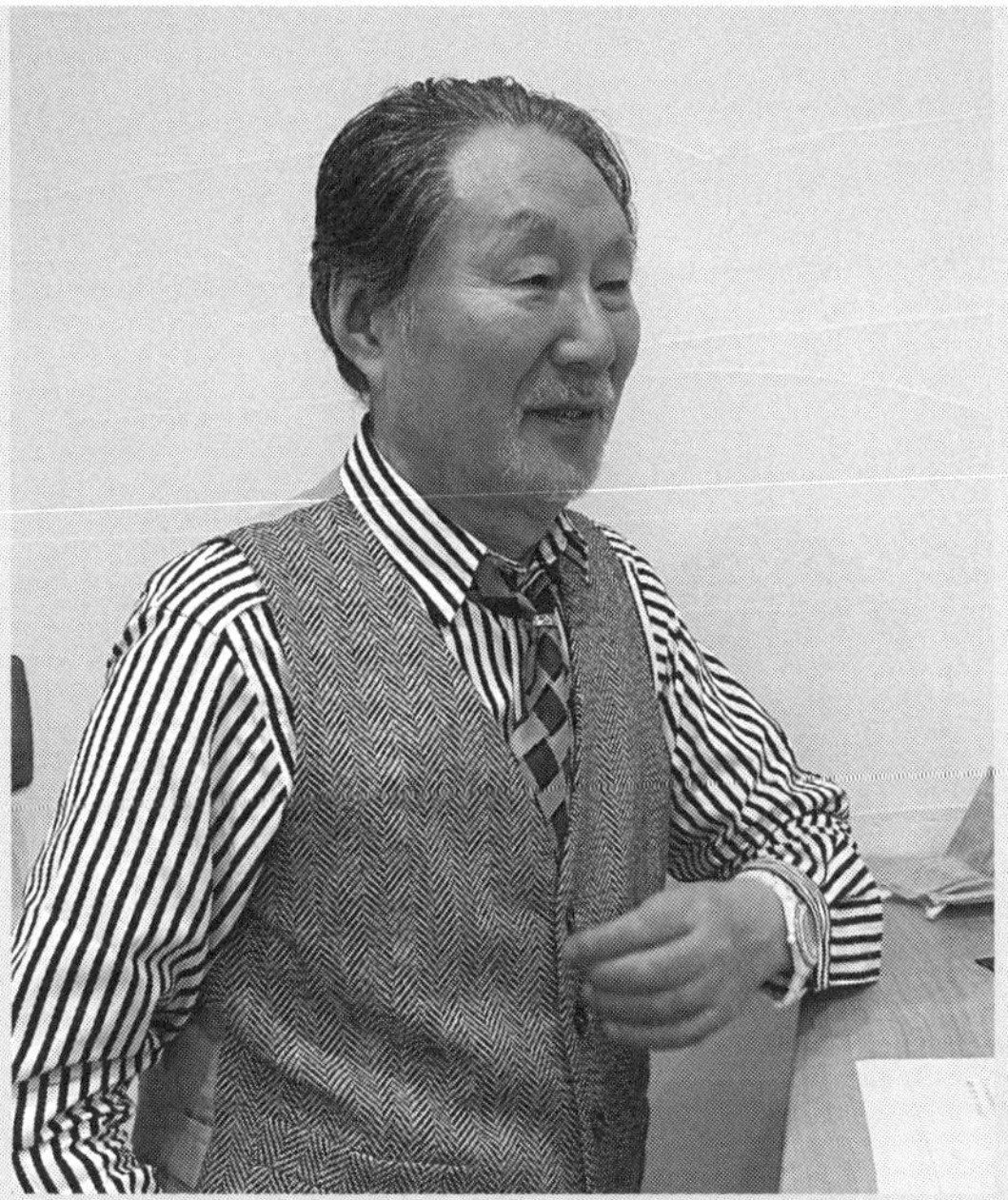

森：
僕は縛り首だ。
鬱《うつ》病もパーキンソン病もよくして、
そのうえに認知症までといったら、
捕まりますよ。
でもすべての責任は私が負う。
辞世の句までつくってある。
覚悟はできているんだ。

森：
次にやりたいのは子ども食堂。
子どもにタダで唐揚げとカレーを
食べさせる。
コラーゲンたっぷりで、
ココナッツミルクを入れたカレー。
うまいよ。
儲けるわけじゃないから、
原価なんて考えなくていい。
おいしくて身体にいいものをつくれば、
それでいいんだ。

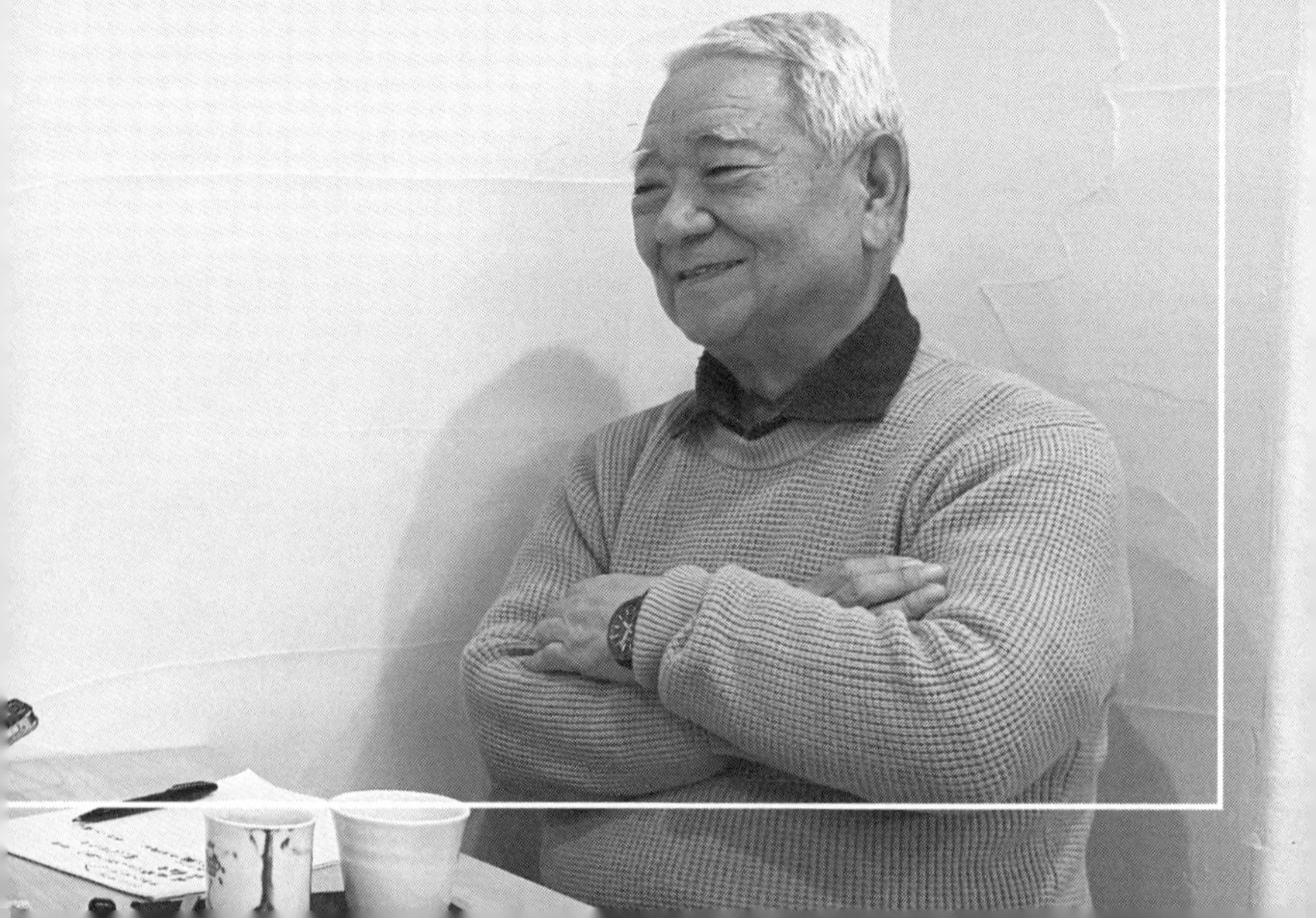

ケビン中西：
森先生のおっしゃるような発想は大好きなんです。
私は「いやしの村」をつくりたいと思っています。
すべての人が本当に楽しく遊んで
暮らせるような場所をつくる。
そこではあるがままでいい。
考え方も、肌の色も、
何が違っていても、
そのままを認めることを
前提とした村づくりをしたい。

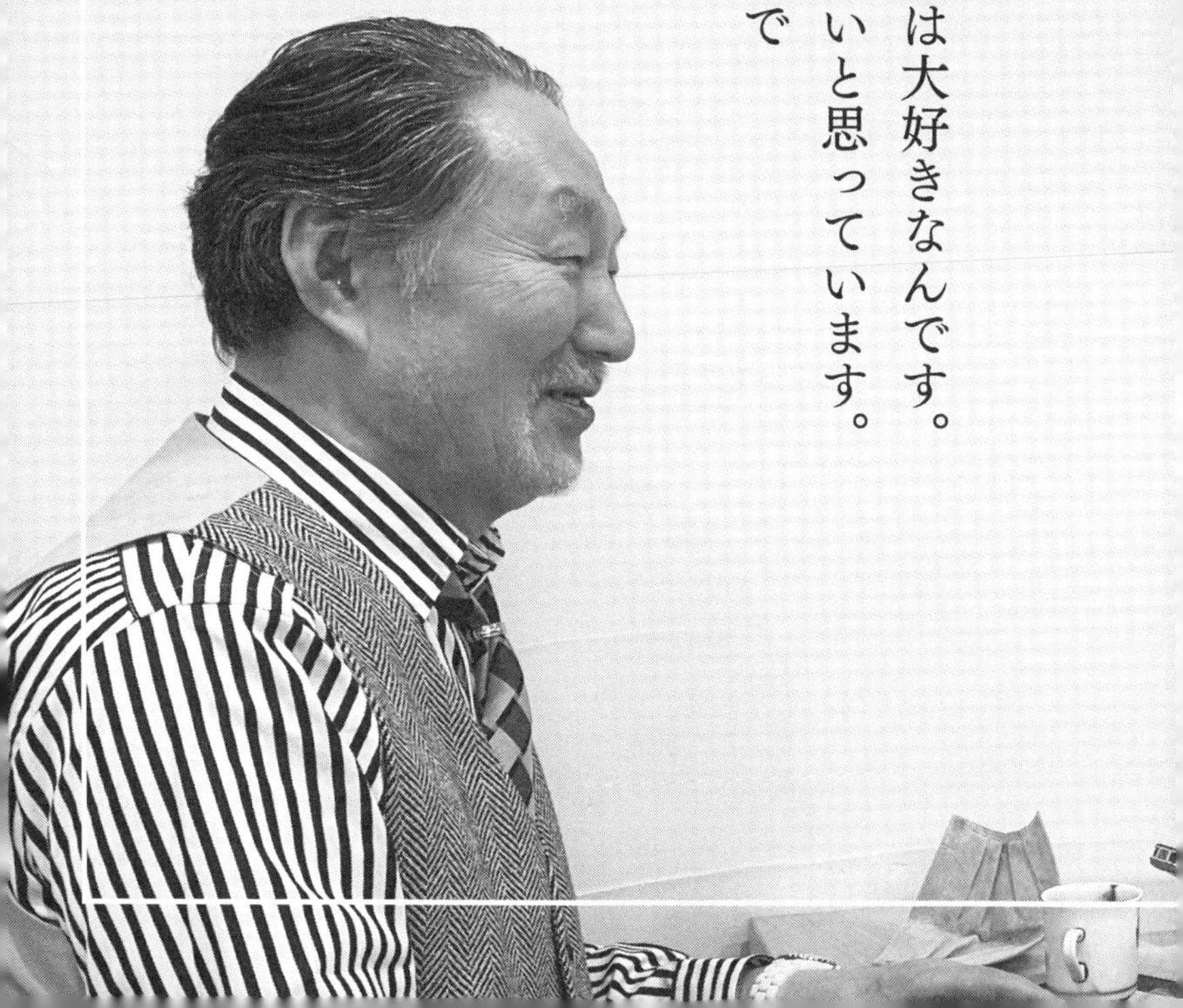

ヒーラー×生理学（微小循環）研究者　目次

第1章　いろいろ盛りだくさんの、これまで

中国に行って東洋医学、そして気功もやった　19
上海医科大学に　20
すごい先生がついて、いきなりえらくなった　22
「森先生、明日、教授会で教授になるから」　24
大学の合併に立ちあう　27
日本になかった康復医学　31
【康復医学とは？】　34
「陰陽」って、なんだ？　39

【微小循環＝マイクロサイクルとは？】 42
「ツボ」って、なんだ？ 46
手がベタベタしていれば、ストレスがある 47
気功における診断方法 48
鬱はストレスだけではない 50
鬱とパーキンソンがあわさった、新たな認知症 52
『三国志』頭痛持ちの曹操が飲んだ羅布麻 54
【羅布麻とは？】 57
気功とは、脳内ホルモンが出ること 65
セラトニンとメラトニン・ホルモンの話……森昌夫 67
宇佐神宮裏のドルメン 72
北京原人 75
気が流れる「氣力シール」 79

卑弥呼の足跡を追う　84
『神農本草経』は超能力者がつくった？　86
学園闘争時代・完全黙秘のサイン　87
毎晩違うところで寝る　89
戦争に協力する日本を止めるために　91
成田闘争　93

第2章　ココロ、カラダ、よもやま話

肺炎が消えた　98
かかと落としとスクワットをすると……　100
【骨の時代とは？】　103
自分が持っている力を利用して病気を治す　105
気のお風呂の入り方　107

まわりが試して「これは効くわ」となる　110
若さは水分を保持すること　113
日本の医療の限界　114
ユダヤ人と金融の関係　116
ユダヤ人と『オペラ座の怪人』　119
紅幇と青幇　121
統合医療の時代　123
日本で大事にしたシャクナゲ、大麻　127
話題のメドベッドも日本に入ってくるのは一番最後？　129
小児がんを治したい　131
新型コロナのゆくえ　133
コロナワクチンとは？　136
見えない世界のヒーリングと
見える世界のサプリメントの併用について……ケビン中西　138

第3章　変わっていく時代

これからの日本　154
自分の内側に平和をつくる　157
アトランティスも浮上してきた？　161
スポーツは遊び　162
ミャンマーの国民性　164
水を燃やす実験に成功したところ　167
ミャンマーで農場をつくろうとしたが　169
日本の土地が買われていく　171
がん治癒のヒント　173
ナノバブルとテラヘルツでアスリートのケガ治し　174
鬱、認知症、がん――見えない世界からの考察……ケビン中西　176

第4章　霊芝の取り組み、認知症への光

アレルギーに霊芝　194
霊芝とのであい　195
お金になるキノコ＝霊芝　197
霊芝のお茶は苦かった　199
いろいろやってきて、ようやくたどり着いた　201
霊芝のすばらしさ　202
ニューヨークのピューリッツァーセンターが取材に来た　204
認知症は、どうするか？　205
認知症への取り組みのきっかけ　207
【森教授研究の霊芝】　209

薬の副作用とは何か？……森昌夫　218

第5章　未来に向けて

いろいろ治して縛り首に　222
子ども食堂で唐揚げとカレーを　223
いやしの村・国際人間大学構想　225

いやしの村・国際人間大学構想について……ケビン中西　228

おわりに――森昌夫　232

※本書籍は、2021年3月に収録した対談、
また追加取材をもとに編集・構成されたものです。

カバーデザイン　櫻井浩（⑥Design）
編集協力　宮田速記
校正　麦秋アートセンター
本文仮名書体　文麗仮名（キャップス）

第1章

いろいろ盛りだくさんの、これまで

――森先生は主に身体を生理学・微小循環という方法で、ケビンさんは主に心をお話やヒーリングという方法で、方向や手段は違えど、お二人とも、人をよくしたい、治したいという気持ちでここまで進んでこられて、今、道がクロスしたわけですが。

お会いになって、意気投合されたとうかがっていますが、お互いをリスペクトされ、何かとても合致するところがあったのだろうなと推察しております。何がお二人を導いてきたのかな？　というところをお聞きしていきたいのですが。

ケビン中西　森先生は、最初は何をされていたんですか。

森昌夫　はじめからこんなものです。

ケビン中西　大学を卒業されたでしょう。大暴れしていたらしい。

森　学園闘争時代、先輩（ケビン中西）は大将クラス、僕は少尉。小部隊を率いて駆け回っているだけ。一軍を率いた人と、僕たちみたいな小部隊を率いたのと、わけが違う。

ケビン中西　いやいや、お恥ずかしい限りです。

中国に行って東洋医学、そして気功もやった

森　僕は、多分日本ではほかにいないだろうけれども、西洋医学もやって、東洋医学もやって、気功もやった。

僕は中国に行ったんだけれども。理由は、中医薬大学というのがあって、そこに上海一の気功研究所がある。そこに行きたくて、出入りしていた。だから、ほとんどの中国の超能力者といった人や気功師はみんな知っている。少なくとも会ったことはある。

気功というのは、官の気功と民の気功がある。民間は仙人みたいなやつばかりだ。官のほうの気功は科学的にやろうとする。中医学でそれなりの臨床経験を持っている。臨床経験のないやつのやる気功、日本の気功なんて、僕から見

たら気功ダンスだよ（笑）。東洋医学もわからないし、西洋医学もわからない。
東洋医学を知っている日本人というのは、日本の本を読んでいるだけだから。東洋医学というのは、古典が読めないとダメなんだ。古典を読んで、一番難しいのは漢文なんだ。

上海医科大学に

ケビン中西　森先生が中医学に興味を持ったきっかけがよくわからないのですよ。先生についてのご本（『重度認知症が癒えるメカニズムを掴んだ！』『鬱《うつ》は3日で消える！』）を拝読しましたが、中医で学ばれて以降のことは書いてあるのですけど、そこまでのことがわからない。

森　私が興味を持ったのは、うちはみんな血圧系の病気で死んでいるんです。おじいちゃんもおやじも。それで、本当は血液の粘度と流動性に関して勉強しようと思って中医学に行った。そしたら、「すみません、先生。うちは本はいっぱいありますけど、検査はできません」。どこができると聞いたら、中国一の医学部があるから、そこを紹介するからと言われて、上海医科大学（現・復旦大学上海医学院）というところに入った。そのときにいた朱《ヤン》先生という、病理学者なんだけれども、その人が僕の面倒を見たんだ。

彼は僕の利用価値を見た。左翼思想も持っているし、勉強もする気になっている。「うちに入らないか」と言って、上海医科大学に入った。上海でも第一と第二があって、第一のほうがずば抜けていいんだけど、朱先生のおかげで第一に入った。

彼は、統一戦線部で利用しようと思ったのかもしれないけど、あんなのに利用され

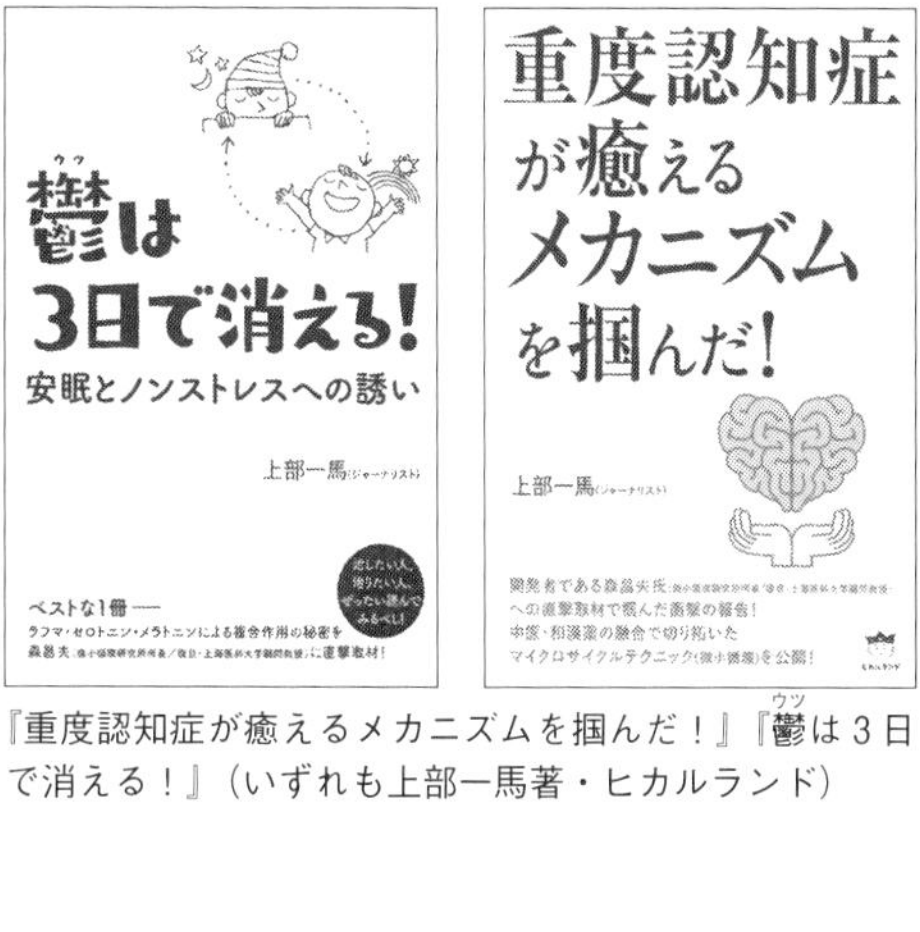

『重度認知症が癒えるメカニズムを掴んだ！』『鬱《ウツ》は３日で消える！』（いずれも上部一馬著・ヒカルランド）

たら、だいたい、命はないからね。

でも、上海ではおもしろいことがいっぱいありました。

僕は「夜来香《イエライシャン》」という歌が好きで、歌って歩いていたら、ご本人・李香蘭《りこうらん》＝山口淑子さんに会ったなんていうこともあった。

すごい先生がついて、いきなりえらくなった

森　中国には、結局30年いました。30年もいたから、教授にもなった。副学長がさっき話した朱先生で、ハーバード出なんだ。この人が僕にいろいろ教えた。

そして、学長が、なんとカロリンスカ大学を出ているんですよ。ノーベル生理学・医学賞を決めるところ。

僕は免疫を専門にしていたんだけど、「おまえ、つまらないことばかりやっ

ているんじゃない。アメリカからいい先生が帰ってくるから、紹介するから会え」と言われて、そのときに会った先生が、微小循環の専門家だった。生理学学会という、うるさい学会があって、また、その先生が世界の12人の1人なんです。すごい先生です。国費留学でアメリカで学んで、英語ペラペラ。

僕はいっぺん、怒られたことがある。「先生、そろそろノーベル賞ですか？」「バカ者！　わしはもらうほうじゃなくて、あげるほうなんだ」。そう言われたら、言葉がなかったね。

その人が生理学学会の12人の1人で、あとは、病理学者もいる。学長も副学長も、同じ高校を出ている。中国では、優秀な人は、まずみんなロシアに留学させる。そこで優秀だとロシアから、さらにヨーロッパやアメリカに行く。すべて国費で行く。だから本当に優秀。中国であれだけ人がいて、その中でも優秀というんだから。そういうことをやって下放《かほう》されて、チベットで医療行為をやっていて、はいあがってきた人だから、頭もいいし、度胸もある。

そういう人が先生についてくれたから、僕もいきなりえらくなっちゃった。

＊ノーベル賞とは？

ダイナマイトの発明者として知られるアルフレッド・ノーベルの遺言により、1901年から始まった世界的な賞。「物理学」「化学」「生理学・医学」「文学」「平和」および「経済学」の各分野において、顕著な功績を残した人物に贈られる（経済学については遺言になかったことから、ノーベル財団によればノーベル賞ではない）。「生理学・医学賞」の選考は、スウェーデン・ストックホルムにあるカロリンスカ研究所（カロリンスカ医科大学）で行われている。

「森先生、明日、教授会で教授になるから」

森　医学界で一番の権力者は教授です。教授というのは、その大学で、その分野ではトップなんです。そして、誰もやっていないようなことを研究しているのが、客員教授とか顧問教授。その大学で、その分野の専門家がいないとき、講座がないとき、そういうときに呼んでくる。外から引っ張ってくるんです。だから、顧問教授や客員教授というのがレベルが低いわけじゃないんだよ。

中国に行くと、フロントでいつも先生が待っている。それで、お昼を食べて、お茶を飲んで帰るんです。そしたら、「森先生、明日、教授会で教授になるから」って。「ええっ、何で?」。

いきなり教授だって。「うちに専門家がいないから、やってくれ」。イヤとも言えないから、「はい」と言った。

次の日、教授会に行ったら、教授になっちゃった。

中国人に言ったら、ウソだと言うよ。こんなにレベルの高い大学に、日本人の教授がいるわけないと。でも、教授証もあります。前はインターネットに出ていたけど、今は出ていない。とにかく大学に権力があった。

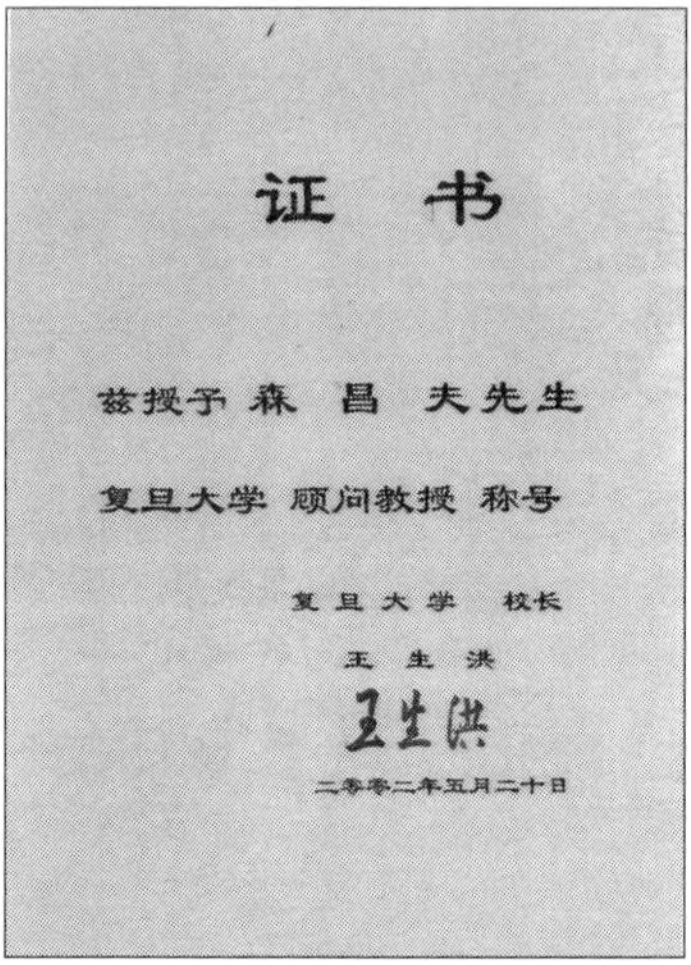

证 书

兹授予 森 昌 夫先生

复旦大学 顾问教授 称号

复旦大学 校长

王 生 洪

二零零二年五月二十日

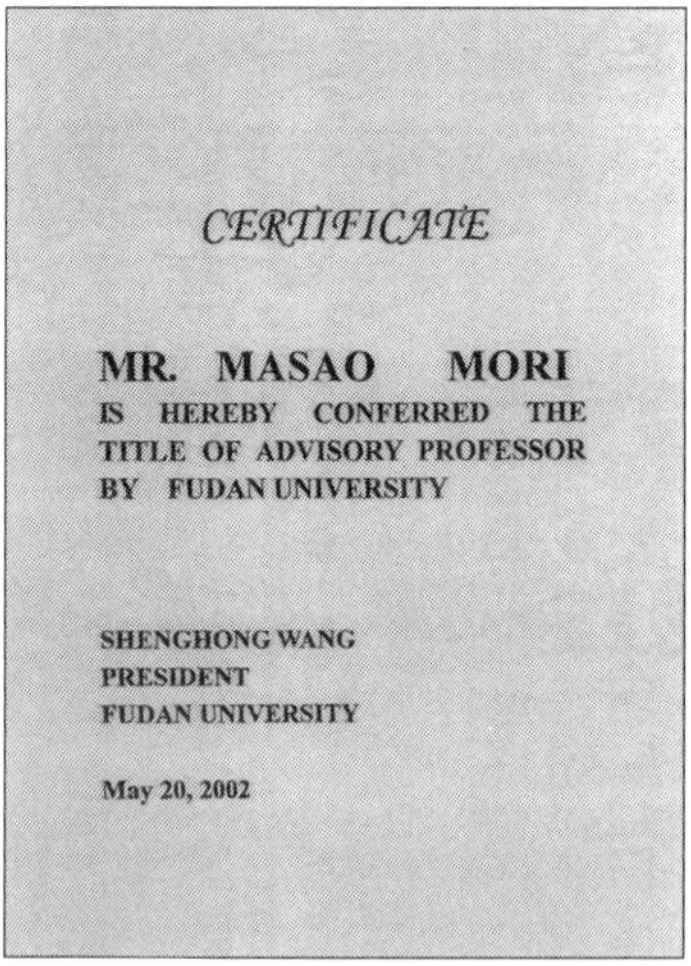

CERTIFICATE

MR. MASAO MORI

IS HEREBY CONFERRED THE TITLE OF ADVISORY PROFESSOR BY FUDAN UNIVERSITY

SHENGHONG WANG
PRESIDENT
FUDAN UNIVERSITY

May 20, 2002

復旦大学上海医学院・顧問教授の証書

大学の合併に立ちあう

森　上海医科大学は、その後復旦大学と一緒になって、復旦大学上海医学院になった。

僕が中国に行ったとき、復旦大学と一緒になるかならないかというピンチのときだった。大学が一緒になるかもしれぬけど、いいかと言うんだ。復旦の学長に会いたくないかと言われた。僕は「会いたくない」と言った。そしたら、足をバカッと蹴られて。痛ーっと思った。会いたいと言えというんですよ。しようがないから会いたいと言ったら、次の日に食事会だ。教授連中は、僕が食事に行くと喜んで来る。僕が金を払っておいしいものを食べさせるから（笑）。先生方が全員来て、食事していたら、そこに復旦大学の王《オウ》学長が一人で来た。それで、「森先生の食事会ですけれども、これを教授会に切りかえて、合併しましょう」という話になった。

お互いの大学が、うちのほうが上だと言って、みんな合併に反対しているんだよ。ところが、僕が合併について言ったら、みんな反対しない。やっぱり日本人なんだね。僕がいると、たいていのことは通った。中国人同士だと、なんだかんだとあるけれども、日本人は信頼があるから。言ったことはやるだろうと。

そこでみんなオーケーと言って、それで決まって、その場で、あなたの教室にいくら、あなたの教室にいくら、これとこれをあげる、とお金をつけて、全部決めちゃった。

それで、「はい、決まりました。ご挨拶」とか言われて。えーっ、困ったなと思いましたよ。いきなりだから、何も用意してない。だから、通訳できない言葉を使おうと思って、「合併が決まったそうですが、上海医科大学がなくなるのは悲しいけど、合併はいいことだし、うれしいやら、悲しいやら」と言った。「うれしいやら、悲しいやら」はどうやって通訳するのかと思ったら、結構ちゃんと訳した。それで決まり。

僕は戦犯1号ですね。だって、合併したときの医学部の学長は、大学に行くと、学生から石が飛んできたんだから。上海医科大学は復旦大学より上だから、余計なことをしたと言うんですね。

上海医科大学は中国一の医学部。中国が国の威信をかけて、総力をつくしてつくって、国中から優秀な人間を集めた。ほかの大学にも医学部はあったけど、フランス系やアメリカ系の学校だった。

その、中国一の医学部がなくなるわけだから、学生が怒った。「俺たちはシャンイーだ」と言う。上海の医者、シャンイー、それは、上海医科大学しかないと。実際、北京大学の論文より上海医科大学のほうがいい。

ちなみに、僕はそういう連中と一緒に仕事をやっているから、論文だけはしっかりしている。下手なことをやったら文句を言われる。

教授がいる前で、1年に1度講義をしなければいけなくて、これが大変。プロばっかりだから。この世界、日本もそうだけど中国も嫉妬が多い。医者って嫉妬が多いからね。

復旦もいい大学ですよ。世界的には東大より上だから。世界の10番以内に入っている。しかし、そこでいきなり教授ですから。えーっていうね。

しかも、裏で動いたのは僕だ。みんなにメシ食わせて、飲ませて、はい決まり、みたいなことになったわけだからね。

大学の上のほうの人たちは、諦めていた。政府の方針だから。

北京大学にも医学部はなかったんですよ。北京医科大学と北京大学が一緒になって、医学部ができた。北京大学は医学部だけは別の大学だったのが、いきなり合併になった。北京大学の医学部なんて言うやつがいるけど、ない。診療所みたいな病院はあった。それのことを言っているんだよ。国が働きかけて、総合大学にしたんだ。

＊上海医科大学と復旦大学の合併
「復旦大学」は、近代中国の著名な教育家・馬相伯によって1905年私

立の復旦公学として創立。1941年に国立大学となり、大規模な再編成を経たのち全国最先端の国家重点大学となった。

「上海医科大学」は、1927年国立第四中山大学として創立。中国国立大学の第一所医学院となり、その後大学の改名にともない「国立江蘇大学医学院」、「国立中央大学医学院」と名を変え、医学院が独立し、中国唯一の国立医学院・「国立上海医学院」となる。さらに「上海第一医学院」、「上海医科大学」と名前を変えたのち、2000年に復旦大学と合併し、「復旦大学上海医学院」となる。これにより、復旦大学は医学部を有することになった。

日本になかった康復医学

森　僕が興味があったのは「康復《こうふく》医学」。健康の「康」に、回復の「復」と書く。日本には康復医学というのはない。中国に行ったという日本人も、康復医学って何だか知らない。日本が援助して中国に一番はじめにつくった病院は、日中友好康復医学院（現・中日友好病院）なんだけどね。

中国では、どこの病院でも、康復医学がない病院はない。総合病院は、内科や外科と同じように康復科がある。

よく、中国で気功とか鍼灸《しんきゅう》とか漢方で病気を治しているというでしょう。あれは病院の中の康復科でやっているんです。漢方というのは、健康を回復する医学です。鍼灸もそうです。だから、日本でも、病理基準を直そうというのです。

西洋医学は病理基準で、日本は西洋医学にならっているから病理基準。病名さえつければ、処方から何から全部決まっている。それから外れて、何でもありが康復医学です。だから、中国では気功も使ってくれた。日本では病院で気功の練習なんてするやつはいないよね。

中国の康復医学の連中は、日本で康復医学をやってくれるならぜひ参加したいと言ってくれて、提携することになっている。いくら中国でやっていても、日本でやっていないと世界的にも信頼がないんだ。だから、日本がやっていかないといけない。

自分も加わっていきたいと声をあげてくれる人があらわれたから、これから日本でも大々的に康復医学をやっていく。この人は、薬剤師のえらい先生なんだけど、とてもよく勉強していて、これからが本当に楽しみ。

康復《こうふく》医学とは？

中国において「康復医学」は、すでに「予防医学」「治療医学」と並ぶ三大医学の一つとして位置づけられ、確立されている。中国各地の医学部が康復医学を学び、当然のこととして教科書を保有し、各地域の気候や地域特性、自然や環境の違いをふまえ、実践医学として体系づけられたそれぞれの康復療法を持つ。また、各地の総合病院には、内科や外科と並列して「康復科」が存在する。

【森先生が理事長を務める康復医学学会が考える「康復医学」】

「康復医学」とは、〝健康を回復する医学〟のことであり、治療医学とはさまざまな点で異なります。傷病後・老後の生活の質を上げ、限りある健康長寿をいかに長く良好な状態ですごすことができるかという視点で、「健康」と「ＱＡＬＹ」をキーワードにして研究し、傷病後・老後のリハビリや治療の効果をより高めることをサポートする学問です。

康復医学は、予防医学・治療医学では行われない療法を基本に、治療のさまたげにならないよう、体にやさしい方法をとります。

＊ＱＡＬＹ（Quality-adjusted life year＝質《しつ》調《ちょう》整《せい》生《せい》存《ぞん》年《ねん》）……疾病負荷を測定する方法。生存における質・ＱＯＬ（Quality of life）と量・生存年をあわせて評価するための指標。完全な健康状態を「1」、死亡を「0《ゼロ》」としてＱＯＬを数値化し、そこに生存年を掛けて算出。費用対効果評価では、このＱＡＬＹが高いほど効果が高いということになる。

■人体の基本的機能（睡眠・血流・体力）を整えるために以下の3点を重視する

①　ストレス対策（セロトニン産生の促進・透過性活性）

② 末梢血管の流動性（微小循環の改善）
③ 抗老化（サルコペニア対策）

■東洋古典医学由来の手法を用いる

・生薬由来食品
・薬品由来栄養素
・自然由来エネルギー（テラヘルツ＋フォトン）

これらを利用して、病理基準とは異なる〝康復自己観察基準〟を設定し、エビデンス（科学的根拠）のある、多様性を持つものにします。

■なぜ康復基準をつくるのか？

健康は一人ひとりの意識がとても大切です。基準を持たない間違った情報や過度の期待はとても危険であり、それは時として治療の効果を低下させるものとなりうるからです。

康復医学は、セルフケアがかなりの部分を占めており、臨床例も数多く存在します。康復法は、病理基準に基づく治療ではなく、安全性とエビデンスを持つ、やさしい健康学です。また、康復法は、治療のさまたげにならない整体や気功の運動法なども取り入れた、セルフケアを中心とした健康サービス学です。自分で「やる」「できる」ことが最も大切と考えます。

参考：学術研究会議 康復医学学会ホームページ（http://www.koufukuigaku.org/）

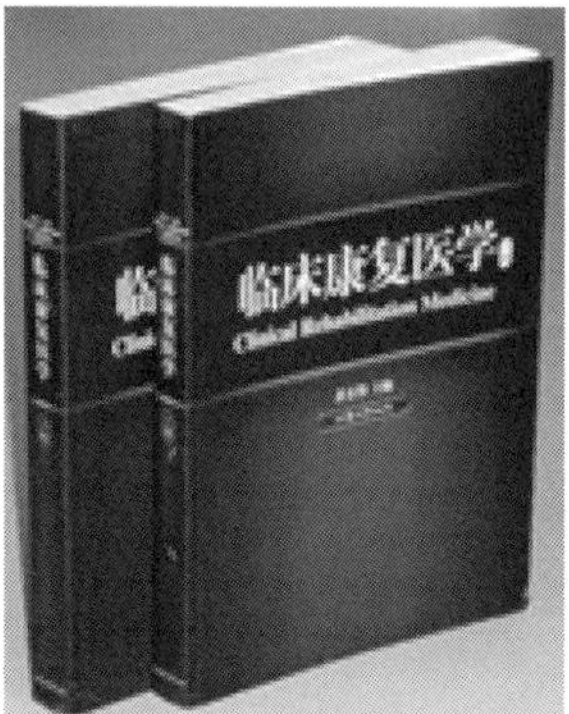

上下巻計1000ページ超の教科書
『臨床康復医学』

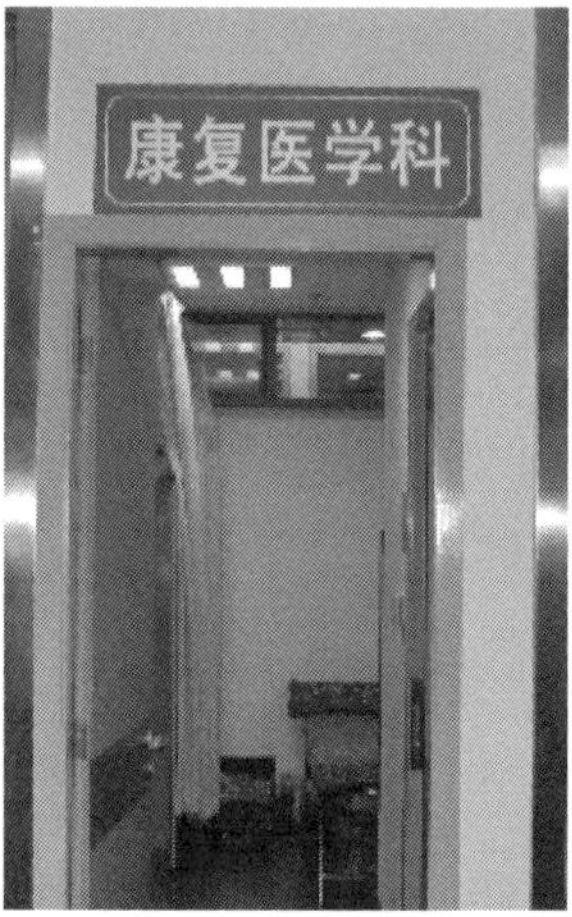

上海中医薬大学康復医学科

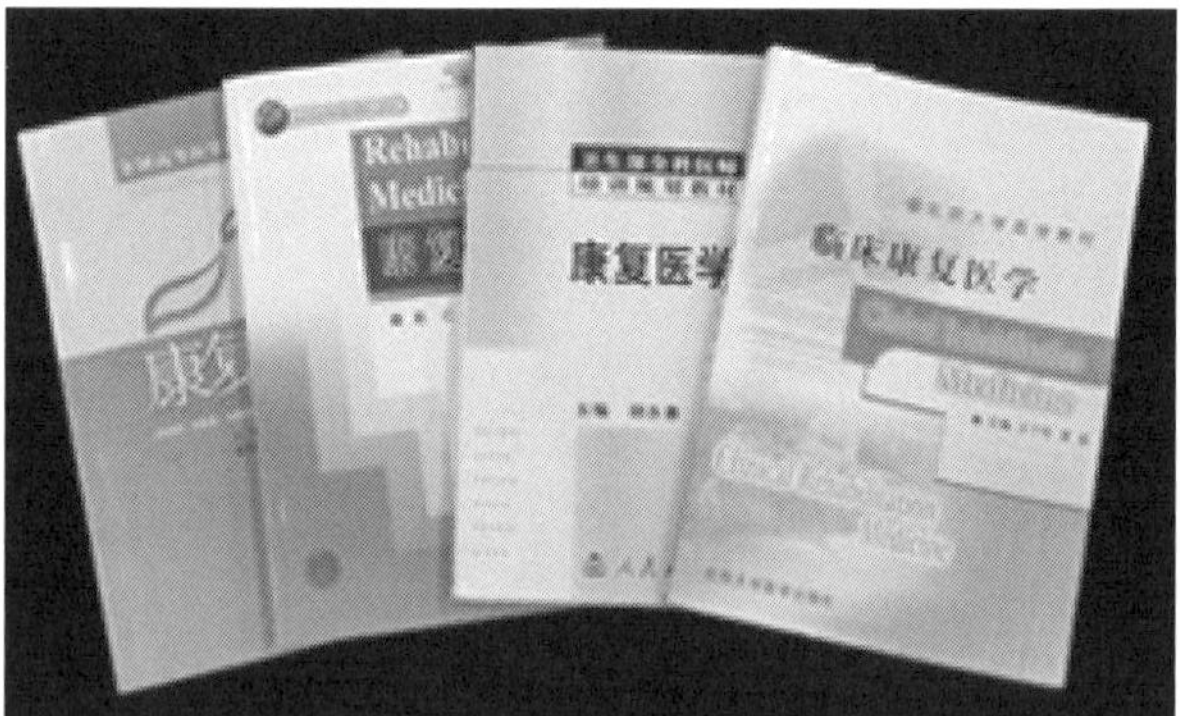

大学や高等医学院の各種教材

「陰陽」って、なんだ？

森　日本でも東洋医学をやっている人がいるけど、モノがわかっていない。例えば、「陰陽」だってわからない。

陰陽って、どういう説明をしますか？　西洋医学でいったら、陰陽ってなんですか？　そういうことをみんなほとんど考えていないんだよね。ただ、「陰陽」といって、こういう体質を持った人が陽で、こういう体質を持った人が陰だと。男が陽で、女が陰だとか。なんだ、これは。ってね。

「陰陽」というのは、自律神経の「交感神経」と「副交感神経」のことで、交感神経はアクセルです。それが高まりやすい人が陽。副交感神経が高まりやすい人が陰で、女性なんです。

陰陽を西洋医学で説明するやつはいない。自律神経は2つあるんだからね。

自律神経失調症を治さないとダメなんです。

「瘀血《おけつ》」の説明もひどい。みんな、「古い血」とか「悪い血」と書く。あれは違う。西洋医学に当てはめたら、瘀血って何ですか？　説明できる東洋医学の人はいないね。

「瘀血」とは、西洋医学でいったら、微小循環の滞《とどこお》りをいう。微小循環に血が流れないことをいうのであって、血液の問題だけじゃないの。

微小循環は「マイクロサイクル」といって、世界的な大きな学会もある。血液を流すというのは、内科学の基本です。

内科学のえらい人、ちゃんとやっている人は、みんな微小循環学会に入っていて、内科学は、血液が流れれば病気は治るという。中国では、微小循環を治せば、瘀血をとれば治るという。

東洋医学というのは流動性の医学だから、流れを整える気血水を流せばだいたい治る。

本当は、毛細血管から一酸化窒素が出て、赤血球の中に2,3-DPGという解糖体の一種がふえて、グルタチオンペルオキシダーゼという酸化還元酵素がふえることが瘀血をとること。この3つ、霊芝《れいし》で実験をしたデータがうちにあるよ。

微小循環＝マイクロサイクルとは？

微小循環（microcirculation）とは、その名のとおり、毛細血管などの非常に小さい領域における循環のことを指す。

人間の身体は、血管によって血液と周辺組織との間で酸素と二酸化炭素の交換、栄養の運搬、老廃物などの回収が行われており、あらゆる重要な臓器から指先にいたるまで、くまなく巡っている。また、病原菌を退治する免疫機能や老廃物を体外に排出する重要な働きをするリンパ液も、リンパ管や血液を通して全身を巡っている。

この循環が行われることで各臓器などの機能が正常に働き、健康が保たれているわけだが、中でも末端の血管＝微小循環の流れに支障が出ると、主要な血管の流れにも影響し、それは全身にもおよぶ。

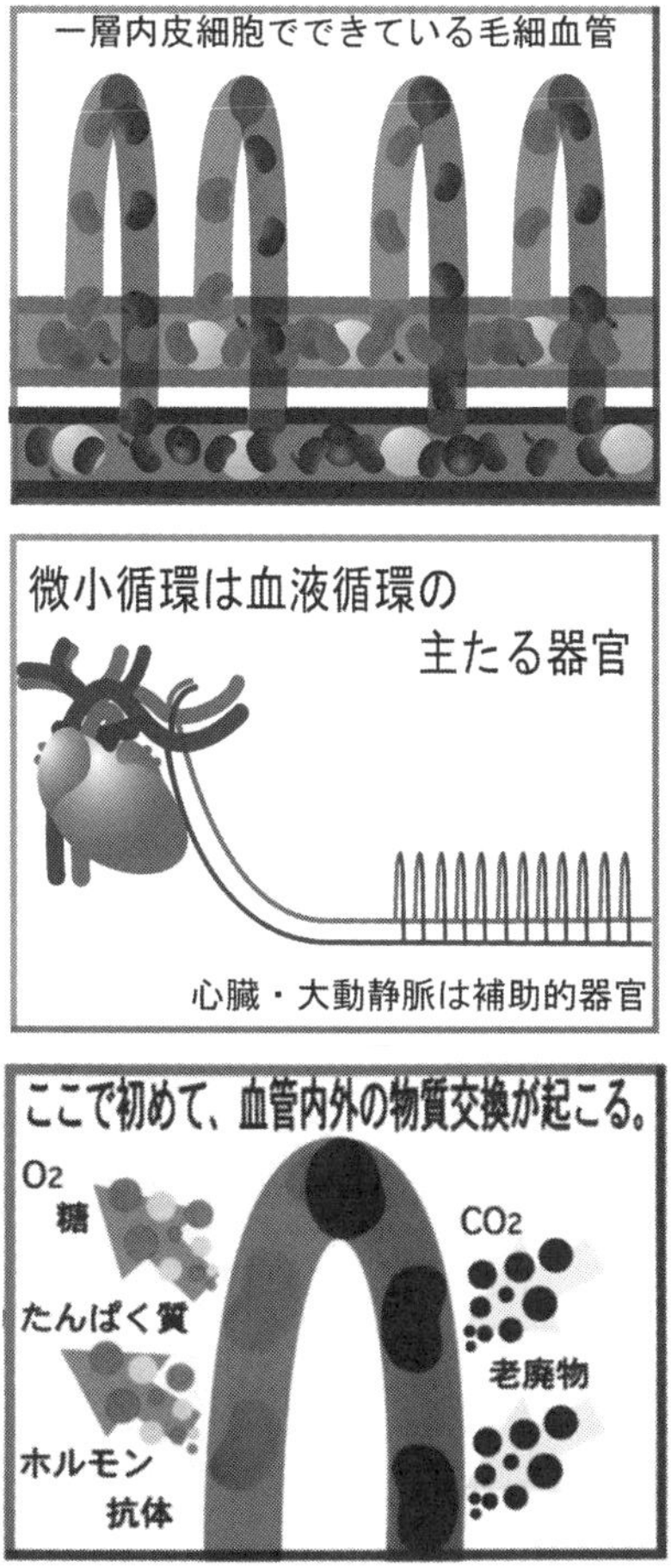

微小循環の仕組み
（引用：微小循環研究所ホームページ）

「微小循環」という言葉は、一般的にあまり耳にしない馴染みの薄いものだが、毛細血管が体内の血管の約9割を占め、総延長で10万キロメートルを超えるということに注目すれば、どれだけ大事なものかが理解できる。

最新の生理学教科書『新生理学大系・循環の生理学』の中では、微小循環は以下のように定義されている。

「血液循環の主目的が生体内部環境の維持、すなわち全身の各組織細胞に対する生活物質の供給と代謝産物の除去にあることを考えるならば、微小循環こそまさに循環系で最も本質的な役割を演ずる部分であり、心臓や太い血管は微小循環に適切な血流を供給するための補助装置であることが理解されよう。

全身の細胞の生活条件は微小循環によって直接規定される。微小循環の障害は当該組織の機能不全を引き起こし、障害の部位と広さによっては生命の喪失につながる。この意味において微小循環の世界は、その名称から想像されるような〝微小な〟存在どころではなく、個個の細胞からその統合体としての個体の生命維持を直接左右する〝巨大な〟システムである。」

『新生理学大系第16巻　循環の生理学』（医学書院）

ＮＨＫの過去の健康番組においても、身体の老化と血管の老化はイコールであり、毛細血管のケアに血流アップが欠かせないとして『アンチエイジングの新常識「毛細血管ケア」ＳＰ』というテーマで放映されている。

参考：微小循環研究所ホームページ（https://www.bishoujyunkan.co.jp/）

「ツボ」って、なんだ？

森　今度、講演会で鍼灸師に聞いてみようと思うんだけど、ツボってなんだ？とね。

「ツボ」というのは何か？　西洋医学でいったら、どの部分に対してツボと言うのか。東洋医学で勝手にツボと言っているけども、西洋医学でいったらツボってなのか？　みんな全然わかっていない。研究もしていない。

僕は、中医学院に行って、ツボというのはなんだろう？　と思った。そうしたら、わかったことがある。血管が交差する上がツボなんだ。誰も知らないんだよね。鍼灸師に教えたら、「ものすごく勉強になった」と言われた。

西洋医学の血管がどう走っているか、流れているかわかれば、クロスしているところの上がツボなんです。地下水脈を探すときだって、ダウジングをやる。

あれも、流れに沿って電流が流れるわけだ。血液も同じ。流れに沿って電流が流れている。この流れを整えるのが鍼灸です。

講演会では、そういうことを一度、基本的に話してやろうと思っている。「おまえら、ダメや。ちゃんとやれ」ってね。西洋医学でいったらなんだ。何を指してツボと言うのか。そのくらい、わかれよと。

僕は、西洋医学もやって、東洋医学もやって、気功もやりましたからね。

手がベタベタしていれば、ストレスがある

森　今、取り組みたいのは鬱《うつ》です。鬱がものすごく多い。みんなストレスです。ストレスというのは、病理基準がないの。一体どうやって診断するかといったら、問診しかない。だから、ドクターが「これがストレスだ」と決めているだけ。

問題なのは、ストレスを感じないストレスもあるということ。感じるストレスだったら、避ければいい。でも、感じないストレスはどうするか？

気功では、相手の手を触るとわかります。健康な人はだいたいサラサラしている。病気が治らないと、手がベタベタしている。ストレスを持っているから。

ストレスが何か、わかってないんですね。イヤだと思っていることを意識しないイヤもあるということ。自分で感じていないストレスは、やっかいです。それが一番問題。その感じないストレスを見つける方法は、手を握ればいい。手がベタベタしなくなったら、治っている。これが気功です。

気功における診断方法

森　僕が中国に行ったとき、気功師が、これは治るとか治らないとか言うんです。それはどういうことかといえば、手がベタベタしていれば治らない。ストレスを持っていて、ストレスが原因だから。

診断方法をいっぱい教わった。例えば対面で、対象の人が120センチ以内に入ってくると、その人と同じところが痛む。僕は気功師からそういう訓練を受けた。

若い男の子と女の子で、2人、陰と陽の気が必要なんだけれども、毎日頭に気を入れる。「いくら払えばいい？」と聞いたら、「15万」と言うから、「やって」と言ったんです。そしたら、「終わったよ。自分でわかるからやってみなさい」と言われて、やり方を教わって、わかるようになってきた。それがわかれば、診断なんていって特別に何かやらなくても、そばに行っただけで同じところが痛むから。「あなた、ここが悪いでしょう」と。そのとおり。そのときに、ストレスを持っているかどうかは、手を握る。

気功の診断方法というのはすごい。実に簡単で、的確。緊張すると「手に汗を握る」と言うじゃないですか。だから、緊張すると手に汗をかくというのがストレスなんだ。

なるほどなと思うよね。東洋医学だね。西洋医学にはない。今、心療内科だって精神科だって、どうしようもないんだから。鬱も治らないし、パーキンソンも治らない。

鬱はストレスだけではない

森　鬱は、本当にわからない。病理でやってもわからない。医者がいっぱい取り組んでやっているけど、ストレスだけはわからない。

鬱というのは外から来るプレッシャーだと思っているわけだけど、違うの。みんながいう「ストレス」というのは、実は「プレッシャー」のこと。

そのプレッシャーを跳ね返そうとする力があって、脳が戦うホルモンを出しているわけ。それがストレス。ストレスがあること自体は正常。戦うためなんだから。ただ、出すぎちゃっているのが問題で、それが鬱病。

戦うホルモンは「ノルアドレナリン」といって、身体が興奮するものが出て、心臓はバクバクいうし、身体は汗をかいて力が出る。これを抑えてやるのがセロトニン。医学的に、このノルアドレナリンを抑制するのがセロトニンで、これが癒しだね。医学的にいうと、「癒し」とは、脳内セロトニンが出ること。

僕のところには、著名な人が紹介されてくるんだけど、あるスポーツ業界の重鎮の人のところへ行ってと言われて行った。

その人は自分で「ストレスだ」と言った。すごくプレッシャーの多い業界、そういう仕事の人だからね。でも、自分ではあんまり意識していない。「俺のそばにいるときは、みんなストレスになっちゃうよな」とか言って笑っている。そして、その人の女性秘書さんがストレスだと。また、その息子が、小学校も中学校も行っていないというんだ。来年、高校というから、「えーっ」と思った。ずっと学校に行っていないし、お母さんとしてはどうしていいかわからない。この状態のまま、中年になるまでずっと外に出ないという人が、ものすごく多いんだよね。この秘書さんの息子は学校に行けるようになって、泣いて感謝されたけど、みんななんとかしてあげたい。

鬱とパーキンソンがあわさった、新たな認知症

森　認知症というのは、アミロイドβとかタウタンパクが脳の末梢血管にたまって、酸化作用を起こす。それを認知症と言っている。

アメリカで、脳内のアミロイドβだけをとって認知症の薬にしたんだ。でも、治らないとわかって、すぐにやめるよ。

基本的に以前からアミロイドβをとることはできたんだ。でも、それを薬にしたところで、中等症患者か初級の患者にしか使えない。なぜかといったら、微小循環ということを知らないからね。

だって、今度は、とったアミロイドβがどこに行くのか？　ということ。そ

こを考慮していないし、アミロイドβだけをとっても、脳には意味がない。脳には、酸素も栄養素も必要なんだから。酸素も栄養素もいかなければ、まず無理だね。元の状態に戻ることはない。アミロイドβが認知症の原因だというのは、病理系の考え方だね。今は、脳にたまったものを取り除いても治らない認知症がいっぱいあることがわかっているんだけど、医学界で問題になっているのが、認知症で鬱とパーキンソンが一緒になっているもの。僕はそんなのはとっくにやって、終わっている。

パーキンソンはドーパミンが少なくなる病気。西洋医学ではドーパミンだというし、確かに病理的にはドーパミンが少なくなるんだけど、セロトニンとドーパミンを一緒に出さないとダメなんです。僕は出す方法がわかっている。データもちゃんとある。

『三国志』頭痛持ちの曹操が飲んだ羅布麻

ケビン中西　森先生が開発された羅布麻《らふま》サプリメントは、曹操《そうそう》からヒントを得たと聞きました。

森　羅布麻からは、ドーパミンやセロトニンも出ますし、うちの独自のデータもあります。

ケビン中西　羅布麻は、先生の研究について書かれたご本によると、『三国志』を読まれて、曹操が使っていたと。羅布麻というのは、向こうでは野菜として食べていますね。野菜として食べることも効果があるのですか？

森　ないです。

実は、羅布麻は紅麻《こうま》と白麻《はくま》の2種類があります。お茶とか野菜で食べているのは白麻。紅麻というのは医療用に使っていて、これじゃないとダメです。

砂漠のロプノール、「消える湖」といわれているところがあるけれども、そこでとれる羅布麻が一番いい。砂漠を歩いていると、ストレスじゃないですか。水はないし、暑いし。オアシスに行くと、水があるだけじゃなくて、羅布麻がある。羅布麻を煎《せん》じて飲んで、また砂漠を行くんです。ストレスが一番多いところで使われているのが羅布麻です。生薬《しょうやく》を甘く見ないほうがいい。

『三国志』で、曹操はものすごい大軍を率いて行って、諸葛孔明《しょかつこうめい》にバカにされて、ころっとやられたりする。またストレスになって、また負けちゃったみたいな。うちに帰ると、子ども同士で権力争いをやっている。ストレスで、偏頭《へんず》痛《つう》持ちなんです。

映画では、鍼《はり》か何か打つ。でも、鍼で治らない。華佗《かだ》という人がいた。「華《か》佗膏《だこう》」をつくった人です。その医者が「これを飲め」と言って曹操に飲ませたのが羅布麻です。だけど曹操は、自分の医者を殺しちゃうんだね。それから歴史がなくなってきた。

その逸話を読んで、これはおもしろいと思ってデータをとったのが僕です。

びっくりした。セロトニンも出るし、ドーパミンも出る。

羅布麻とは？

■砂漠の厳しい環境で生きる植物「羅布麻」

羅布麻（ラフマ・学名：Apocynum venetum）は、キョウチクトウ科の多年草植物。現在の中国・新疆《しんきょう》ウイグル自治区にあり、消える湖・さまよえる湖として知られるロプノール（羅布泊）地域原産であること、またその豊かな繊維質が麻のように利用されてきたことから「羅布麻」と名づけられたとされる。

葉は薬草として、また「羅布麻茶」として飲用されている。水や食料が乏《とぼ》しい砂漠地帯の厳しい環境下において、お茶としてとることで、ストレスを軽減する役割を果たしていたものとみられる。現在でも中国では解熱などの民間薬としても使われており、日本でも「燕龍茶《やんろんちゃ》」の名で

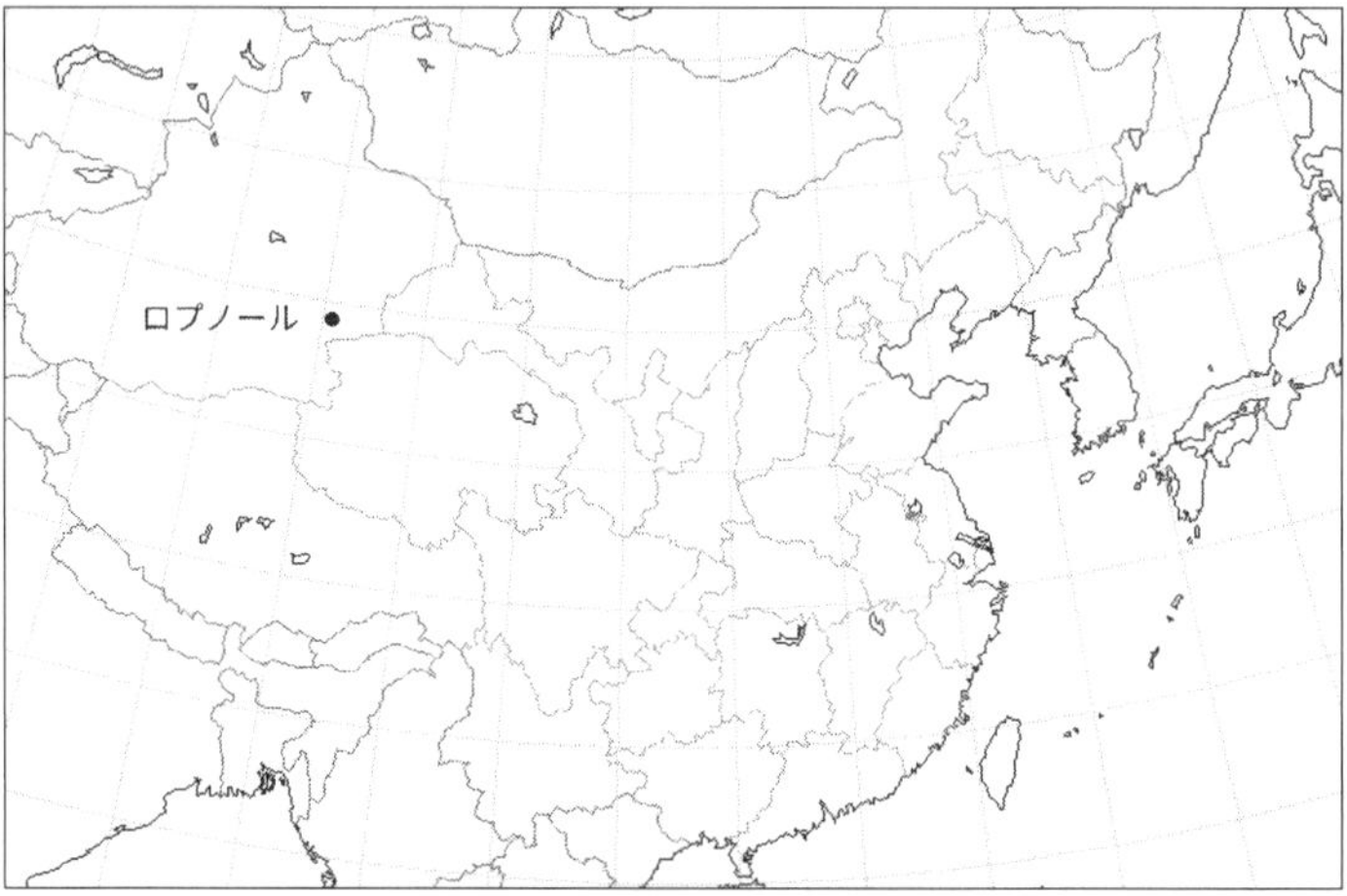

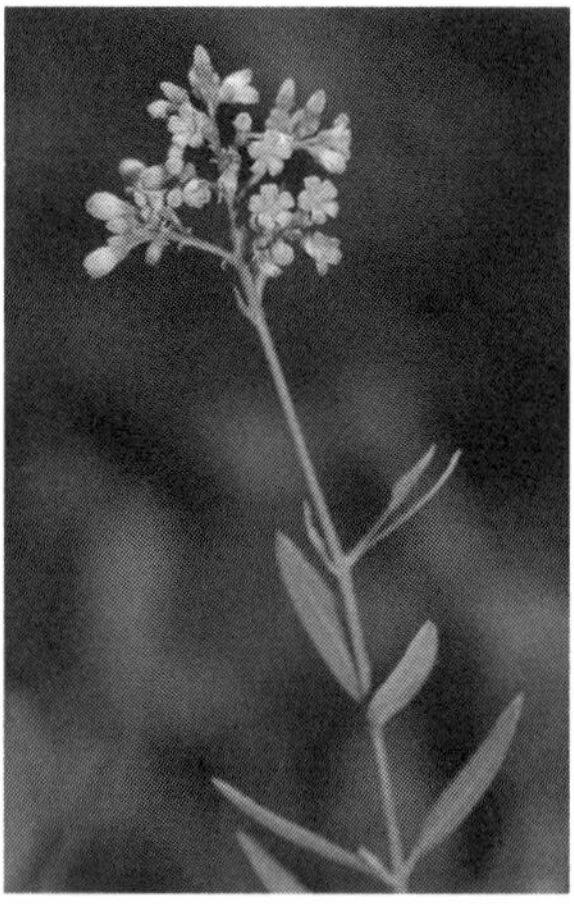

ラフマ

Apocynum venetum L. (syn. Trachomitum venetum (L.) Woodson), Karei Na'aman Nature Reserve, Akko Valley, Israel, July 20, 2014.

も流通している（羅布麻には、主に「紅麻」と「白麻」の2種類があり、健康茶としての効果は「紅麻」にのみあるとされている）。

1970年代に、羅布麻の薬理作用が確認され、中国では『中国人民共和国薬典』（日本薬局方にあたる）に掲載され、医薬品として認可された。

『漢方医学大辞典』（雄渾社）には、羅布麻の生理作用として、鎮静作用（抗ストレス作用）、睡眠改善、利尿作用、血圧降下、心臓病改善、腎炎浮腫改善、肝臓保護があげられている。

■『三国志』に描写があった

羅布麻は、日本で小説や漫画、またゲームとしても人気を博している『三国志』に登場する。中でも文武ともに長《た》け、兵法に通じ、大物として描かれる曹操だが、実は頭痛持ちであり、折々に悩まされてきたとか。

『正史三国志』では、この持病である頭痛に「羅布麻」または「紅麻」

と呼ばれる漢方を使ったことが記述されているという。そのことを知った森教授が羅布麻に注目し、実験を行った結果、「セロトニン」の分泌を増やし、「ノルアドレナリン」の生成を抑制することが確認された。

■幸福感に影響を与える「セロトニン」をアップし戦うホルモン「ノルアドレナリン」を抑制

「セロトニン」は体内で「メラトニン」というホルモンに変換（生成）され、生体リズムを整える重要な役割をもち、睡眠や幸福感にも影響を与える一方、「ノルアドレナリン」は興奮状態のときに分泌される、いわば戦うホルモン。意欲・ヤル気に必須で、ある種の緊張状態を保ってくれるものだが、過剰分泌されることで、自分を攻撃する自己免疫疾患の状態におちいってしまう。つまり、今問題になっている「鬱」は、セロトニン不足・ノルアドレナリン過剰という、ホルモンバランスが崩れた状態にあるということだ。

■「羅布麻」配合のサプリメントでスッキリ！

森教授は、ここにヨーロッパでは医薬品認可を受けている「イチョウ葉エキス」と、漢方で知られる「カンゾウ」、そして「ビール酵母」と「サバエキス」を配合し、羅布麻サプリメントを完成させた。

鬱症状に悩まされる人は、同時に不眠にも悩んでいることが多いが、このサプリメントを飲んだところ、早い人で1晩、遅い人でも2晩・3晩で快眠、熟睡できることがわかった。

参考：『鬱は3日で消える！』上部一馬著（ヒカルランド）

	対照組		イミプラミン 15mg/kg	
	2weeks	8weeks	2weeks	8weeks
ドーパミン	237±23	314±30	274±17	240±28*
DOPAC	827±26	1025±41	904±71	698±63*
ノルアドレナリン	1314±22	1636±51	1148±100	936±69**

表１.

	ラフマ 15mg/kg		ラフマ 60mg/kg	
	2weeks	8weeks	2weeks	8weeks
ドーパミン	261±14	209±15*	253±15	317±16
DOPAC	857±60	808±70*	839±29	535±62*
ノルアドレナリン	1268±85	919±66**	1320±36	1147±25**

表２.

	対照組		イミプラミン 15mg/kg	
	2weeks	8weeks	2weeks	8weeks
5-HT	422±28	405±22	437±12	515±17*
5-HIAA	57±5	72±3	56±2	87±5*

表３.

	ラフマ 15mg/kg		ラフマ 60mg/kg	
	2weeks	8weeks	2weeks	8weeks
5-HT	403±7	477±21*	408±28	492±21*
5-HIAA	50±3	78±3*	58±6	103±8*

表４.

【森教授の実験データ】
ラフマ葉エキスの脳内セロトニンへの促進作用

●１　ラット中枢神経伝達物質への作用

ストレスや鬱状態に伴い、脳内神経伝達物質の量が変動することが知られている。そこで、ラット脳内モノアミン（セロトニン、ノルアドレナリン、ドーパミンの総称）に対する、ラフマ錠剤の作用を検討した。

ラフマ錠剤（15と60mg／kg）を、恐怖条件付けストレス試験（Conditioned fear test）にかけられているラットに８週間連続経口投与して、脳内の神経伝達物質であるモノアミンの変化をコントロール組と比較した。

ノルアドレナリン、セロトニン神経伝達物質への影響。

表１～４対照組及びラフマ組の長期投与によるノルアドレナリン、セロトニンの変化（ng／g）
*p＜0.05、**＜0.01vs 対照組

●2 ラフマ葉エキスのマウス脳内モノアミン伝達物質への影響

組分け	n	モノアミン伝達物質含量（平均±標準偏差，μg/g）			
		5-HT	5-HIAA	NE	DA
ラフマエキス全成分	10	0.946±0.02 7**	0.694±0.038	0.412±0.028**	1.112±0.021*
5%CMC-Na 液対照	10	0.789±0.0 18	0.748±0.019	0.485±0.023	0.991±0.035
変化率		19.90%	−7.22%	−15.05%	12.21%
水溶性成分	10	1.067±0.015**	0.692±0.019*	0.523±0.011**	1.273±0.026*
生理食塩水対照	10	0.834±0.026	0.591±0.018	0.606±0.031	1.129±0.023
変化率		27.94%	17.90%	−13.70%	12.75%
エタノール性成分	10	0.921±0.012**	0.741±0.017**	0.519±0.014**	1.368±0.033**
生理食塩水対照	10	0.803±0.015	0.571±0.021	0.609±0.018	1.197±0.018
変化率		14.69%	29.77%	−14.78%	14.285
脂溶性成分	10	0.817±0.018	0.541±0.025**	0.568±0.025	0.988±0.035
3%Polysorbate−80 対照	10	0.825±0.02	0.643±0.036	0.581±0.023	0.931±0.037
変化率		0	−15.86%	−2.29%	6.12%

以上の実験により、ラフマエキスは動物脳内ノルアドレナリンに影響し、短期間でも作用が見られた。セロトニンに対して、短期間、長期間両方ともに増加作用を有することが確認された。

気功とは、脳内ホルモンが出ること

森　気功をやっている人が、α《アルファ》波が出るとかθ《シータ》波が出るとかいうのを聞くけど、そんなことやったって出るわけがない。だけど、超能力が欲しいと思って一生懸命やるんだね。少しは医学を知ってろよと思う（笑）。

基本的に、脳内ホルモンが出て、はじめてθ波やα波が出るんだから。脳内ホルモンが出ないで、いきなり出るなんてことはない。脳内ホルモンが出る訓練だからね。静かなところで、こうやって、ああやってとやるでしょう。

気功って、一体なんだ？　といったら、脳内ホルモンを出すことだと。

松果体という小さな器官がある。セロトニンは一番はじめに出てきて、ここに集まるんだ。みんな「第三の目」と言うでしょう。その場所です。そして、ここに集まったセロトニンが、夕方になるとメラトニンに勝手に変わる。だから、脳内ホルモンを変えないと、脳波なんか出てこないんですよ。

脳波を変えるにはどうしたらいいか。一番簡単な方法は、とりあえずうちの羅布麻サプリを飲んでセロトニンを出して、メラトニンをつくる。そうすれば、ドーパミンも出るし、オーケーです。

セロトニンとメラトニン・ホルモンの話……森昌夫

●メラトニンには名字がある

眠りを誘うのはメラトニン。セロトニンではない。でも、メラトニンの原料はセロトニンなんだよ。

まずセロトニンが出る。それが、夕方から夜寝るまでにメラトニンに変わる。夕方暗くなるころにセロトニンが出て、メラトニンに変わるまでに時間がかかる。それが、だいたい眠るまでの時間。

メラトニンがやっかいなのは、ホルモンをつくって飲んだり、注射したりしてもダメなこと。自分のホルモンじゃないとダメなの。それぞれの人に名字があるようなもので、森には「森」というメラトニンでないとダメで、ほかのメラトニンの中から抽出したりして与えても意味がない。自分の中でつくられたものでないと、意味がない。

ホルモンには名字があるということを、みんなわかっていないの。よく「メラトニンができる」とうたわれているけど、名字が合わないと。人間の身体の中には、ほかから入れても働かないものが結構あるんだよね。

医者でさえ、自分の奥さんのホルモンバランスが悪いときに、どんなホルモンを与えていいか、どのくらい与えていいか、わからないんだからね。年がら年中、自分の奥さんを見ているのに、わからない。ホルモンというのは、それくらい難しいんだ。

そして、ホルモンというのは微量でいいの。微量でよく効くのがホルモン。ましてや脳内ホルモンなんて、いっぱい出ちゃったら大変だから。体内でも、必要なだけしかつくらないんだよ。だから、やっかいなんだよね。

●腸内セロトニンの減少でお腹が痛くなる

学校に行くとお腹が痛くなる女の子がいたんだけど、それはどういうことかというと、腸の中でもセロトニンをつくっているの。だから、腸の中のセロトニンが少なくなるとお腹が痛くなる。

脳内のセロトニンもあるし、消化器官のセロトニンもある。全部違うものなの。だからややこしいのよ、この仕事。

この女の子は、羅布麻のエキスを飲んでお腹が痛くなくなって、学校から帰ってこなくなった。よかったよね。

＊セロトニン　脳内の三大神経伝達物質の1つで、「幸せホルモン」と呼ばれる。ほか2つの神経伝達物質ドーパミン（喜び、快楽などを司《つかさど》る）、ノルアドレナリン（恐怖、驚きなどを司る）を制御し、精神を安定させる働きをする。セロトニンの不足により、コントロール力が低下しバランスを崩すことにより、不安や鬱・パニック症などを引き起こすとされている。

＊メラトニン　季節や1日のリズムといった生体リズムをコントロールするホルモン。睡眠・覚醒への影響や催眠作用があるため、「睡眠ホルモン」として知られ、睡眠薬やサプリメントとして多くの商品が流通している。

●女性はセロトニンが少なく、男性は多い

女性は社会的じゃないと言う人がいるけど、女性はセロトニンが少ないし、生理があるから疲れちゃう。ストレスになるし、だからどうしても難しいところがある。

男はバカに見えるでしょう？ なんでも平気で、こんなことでも平気なの？ みたいな人多いけど（笑）、男はセロトニンが多いからなんだ。

●アスリートにセロトニン

セロトニンが出るとあきらめないんだ。よくスポーツ選手があきらめないと言うけど、あれはセロトニンが出ているから。最後まで戦える。

セロトニンは、アスリートに飲ませるといいんだよね。あきらめないで、最後まで挑戦できるようになる。それに大会の前に眠れない人も多いでしょ。セロトニンがあると、パフォーマンスが全然違う。本当はおすすめしたいん

だけど、一つ大きな問題があって。アスリートに飲ませるには、毒物かどうか、ドーピングじゃないかどうかのチェックが入る。その検査をさせてくれない。あるところが握っているんだな。よほど発言権のある人、力のある人の助言や紹介がないと、させてもらえない。参入させてもらえない。ぜひ一度やりたいと思っているんだけどな。

宇佐神宮裏のドルメン

森　僕はホツマツタヱが大好きで、出口王仁三郎《でぐちおにさぶろう》さん関係のところに呼ばれて行ったことがある。「あんた、うちへ来ない？」と言われたけど、行かない。そしたら、なんとか大神宮に連れていかれて、拝んでくれた。クナトの神と言っていた。えっと思ったね。

それはどういう神様か知らないけれども、名前は聞いたことがある。なんで知っていたかというと、僕は業界で有名なMという超能力者と知り合いなんだけど、そのMが、「卑弥呼というのはおかしな人よ。拝むときに、神様が『クーナー』とやっている。「卑弥呼はクナトの神に拝んでいる」と言っていたんだ。

卑弥呼は立ってオシッコする。女じゃなくて男だよ。そういうのをMは平気で言うんだ。見えちゃうんだ。

出口王仁三郎さんには会いたかったな。死んだ部屋まで案内してもらった。
そういえば、宇佐神宮（大分県）の裏に、イギリスのドルメン（支石墓）と同じものがあるんです。ストーンサークル。僕は、いろんなことがある程度片づいたら、大分大学の考古学研究室と一緒に、そこを発掘しに行こうと思っているんだ。

ケビン中西　普通の人が入れるんですか。

森　入れます。

ケビン中西　宇佐神宮のどの辺ですか。

森　宇佐神宮の裏に御許山《おもとさん》という山があるんです。本当はそこは神社で、上に行くと大元《おおもと》神社があるんです。誰も入れないように、鉄条網で囲ってある。そこに拝殿があるんですよ。僕がそこに1人でいたときに、人がいっぱい来たんです。なんだろうと思ったら、大本《おおもと》教の女性のトップだった。ここに大元神社があると言って連れてきたんだね。
そのすぐ下にドルメンがあるんだ。これを発掘したいんです。さっき話に出てきたMを連れていって、あれだ、これだとやって、発掘を大分大学に頼む。日本にも同じドルメンがあるというだけでも大変だと思うけれども。そのうち、お金がたまったら、発掘隊をつくるから。行きますか。

ケビン中西　ぜひ。

森　御許山というのは三角形のピラミッドなんだけれども、3階建てくらいの大きさに石が張ってあったんだね。それは経石《きょういし》といって、横になっていたんだけれども、それを立てたのもあるし、びっくりするほど大きい。昔はピラミッドに石を張っていたんだね。それも見られるし、小さな祠《ほこら》があったりして、そこに十六菊花紋が入っている。

行くと、沐浴《もくよく》するところがあって、その前に祭壇がある。そういうのを全部見てきた。

日本のドルメンとイギリスのドルメンを比較検討しようと思っている。どっちの方向を向いているか。

これはイギリスも同じなんだけれども、ドルメンに向かって大きな石がある。

地元では風の神様と言っていた。田んぼの中に石が埋まって、ドルメンのほうを向いている。それも調べたい。何かわかったら大変だね。

どこでも入っていっちゃう。入るなと言われると、余計入りたくなる。誰でもそうだよね。

中国の故宮《こきゅう》だってそうだよ。絶対入れないところに行って、玉座に座ったことがある。あれはガードマンがいっぱいいて、絶対入れてくれない。日本語でまくしたてるんだ。そうすると、みんなつきそってこないから、玉座に座って写真撮ったりしたよ（笑）。

北京原人

森　中国人でも中国のことがわかっていない。例えば、万里の長城って何だと思いますか？　砦《とりで》をつくって、北方民族を入れなくしていた？　そうじゃないんだ。万里の長城というのは、山の稜線《りょうせん》をつないでいる。稜線を龍の形でかたどって、国を守った。

家もそうなっている。家に行くと、塀が稜線でまとまっている。万里の長城なんて、あんなの、砦にも何にもなりゃしない。日本軍は八達嶺《はったつれい》（万里の長城の一部）なんて、1日でぶん抜いたんだから。

だから、僕は言っている。中国人は文明国家に出てくるなって。万里の長城の中だけがおまえらのもので、こっちに来るんじゃないと。

中国人は、猿よりちょっと上、人間以下。具体的に言えば、あいつらは北京原人。僕は中国人の前で言っている、おまえらは北京原人だと。

あいつら、北京原人だから。礼儀作法も知らないし、衛生観念はまったくない。

ケビン中西　余談ですけど、日本軍が北京原人を日本に持ってきちゃった。博物館にあったものを、そのまま持ってきて、北海道に隠しちゃった。その土地の所有者が、やっぱりこれは返すべきだと言ったんだけど、自衛隊がその上に建物を建てて、そんなものはないと。実はその下に北京原人を入れている。その息子が、なんとしても返したいんだけど、どうすればいいかと。自衛隊の敷地になってしまったから。

森　中国に返さなくていい。北京原人はいまだにいるんだから。あいつら、全部北京原人だよ。マンモスを獲っているんだ。

ステーキが出たことがあって、「これ、何の肉だ？」と聞いたら、わからないと言うんだ。「マンモスの肉じゃないか」と言ったら、「とっくに絶滅しました」と言うから、「おまえらが食っちゃったんだろう」って返したよ（笑）。あいつら、何でも食うから。

ケビン中西　ほんとに何でも食べますね。

森　四つ足で食べないのはテーブルと椅子。空飛ぶもので食べないのはヘリコプターと飛行機だけ。何でも食う。恐ろしい。

ケビン中西　うちの父が戦前、満州で生活していたんですけど、仕事で上海に行った。上海市場を見に行ったときに、裏手のほうに回っていったら、えっと思うものがぶら下がっていた。人間がぶら下がっていた。それを買っていくんです。彼らにとって、人間も食べ物なんですね。

森　人間を食ったことはないな。

ケビン中西　さすがに食えない。言葉で食っても（笑）。

森　蛇屋なんてあるんだ。蛇がいっぱいウロウロしていて、それをとって、「ほら、いいやつでしょう」と。皮むいて、ソーセージみたいにポンポンして炒めるんだ。

ケビン中西　上海に行けば、カエルの専門店がありますね。

森　僕がびっくりしたのは、ちゃんとしたホテルでご飯を食べたとき。お米に黒いポツポツがある。何かなと思って、よく洗ってないから石でも入っているのかと思ったら、違う。ご飯にアリが入っていて、それごと、食っちゃうんだ。精力剤だって。すごいよね。

ケビン中西　ただ、中国というのは、政権が変わる——国が変わると、今までのものを全部焼き尽くしちゃう。それをずっとやっていたんで、漢方の伝統もブツブツ、切れているでしょう。

森　そうなんですね。

ケビン中西　ほとんど資料が残ってない。エビデンスなんか山のようにあるはずなのに、ほとんど残ってないんですね。

森　中医学、東洋医学というのは、エビデンスじゃないんだ。ＥＢＭ。歴史的根拠なんだ。古くから使われているものは間違いない。エビデンスはしょっちゅう変わるから。

ケビン中西　いまだに、そして日本でも使われている漢方医学の本は、大昔に書かれたものですね。いまだにそれを使っている。

気が流れる「氣力シール」

森　僕は自分で、「氣力シール」というのをつくっているんです。指に貼っただけで、指がガンガン動く。

中国の鍼灸師は、鍼を刺したら必ず気を入れるんです。僕のつくったこのシールは、指に貼っただけで気が出るから、眉間を9回たたいて、さらに「アンチストレス」を飲んでおけば、α波だろうと何だろうと簡単に出る。

瞑想したい人は、眉間をたたいて貼る。

ケビン中西　種類がいくつかありますが、これはどれでもいいんですか。

森　自分に合ったものをつけてください。

「陰陽シール」は、バランスをとるのにはいい。

「あうわシール」が一番強いんです。ホツマツタヱの真ん中だからね。日本の神様の最高神です。大きいのを指につけてください。小さいのは全部の指に貼るといいです。これをつけて、鍼を打つ。手につければ、手の感覚が違うのがわかります。

耳の穴の横から斜め上に広がる平らな部分に貼ると、頭がスキッとする。片方だけでいい。

1枚ずつ使ってもらって、自分に合うものを選ぶ。ツボに貼ればオーケーです。肝臓が悪ければ、肝臓に貼れば元気になっちゃう。

ケビン中西　これでよくなっちゃったら、羅布麻サプリは要らなくなっちゃうじゃないですか。

森　いや、飲んでつけたほうがいい。ストレスもなくなってくるよ。耳に「あうわシール」を貼ると、風水で今年は紫だから、お金が入ってくる。女の人は、指に貼って、上からマニキュアを塗るんです。そうすると、とれない。

どの形が一番いいか、自分に合うものを探してください。

ケビン中西　これはすごい。フーッとなる。

森　僕はこういうことが好きなんです。本当は一日中こういうことをやっていたいけど、そうもいかぬから。

氣力シールは、本当は夜つけたほうがいいんだけれども、夜つけると眠れない。目がさえて元気になっちゃう。

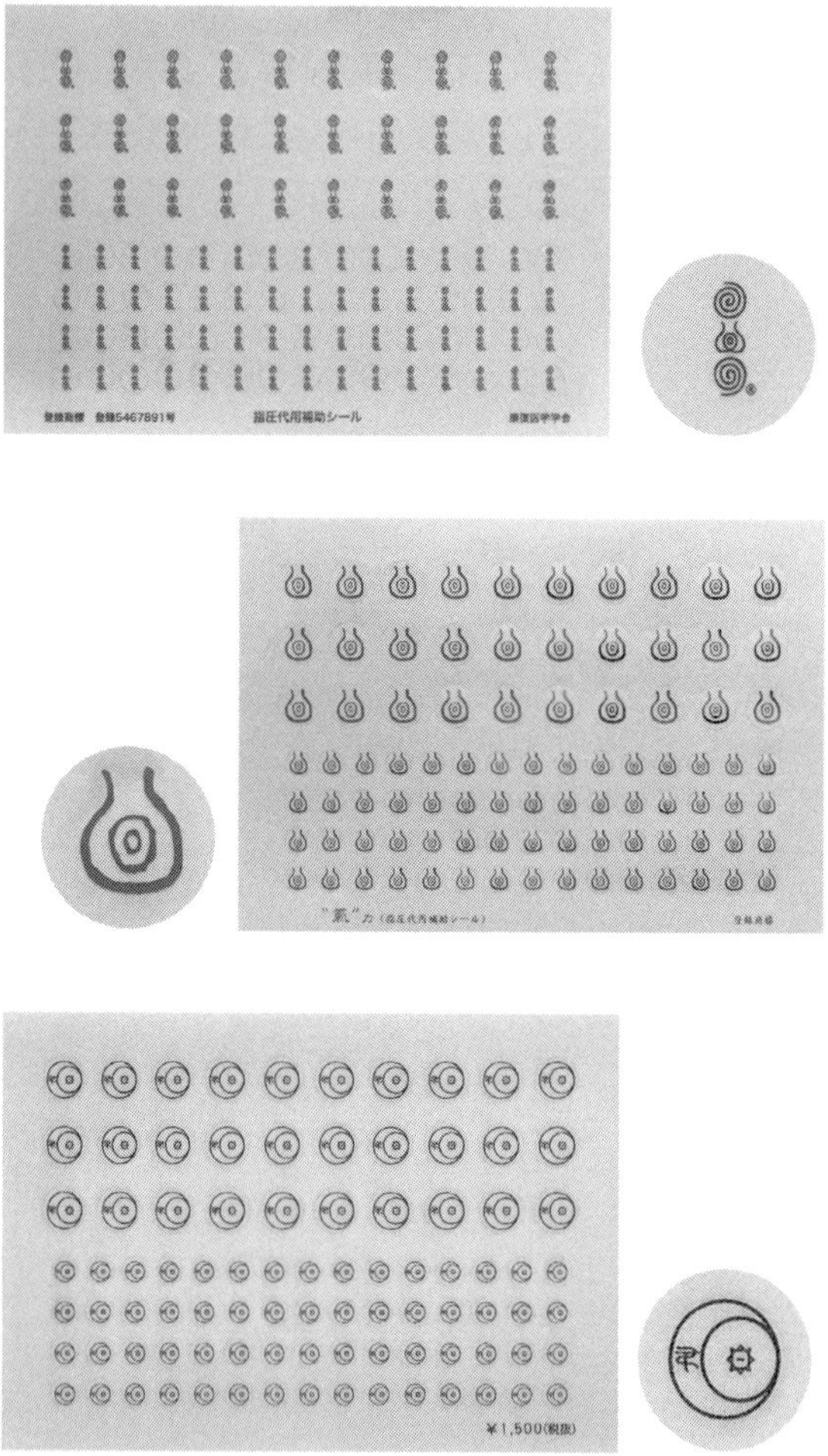

氣力シール：上から「あうわ」「つぼ」「陰陽」

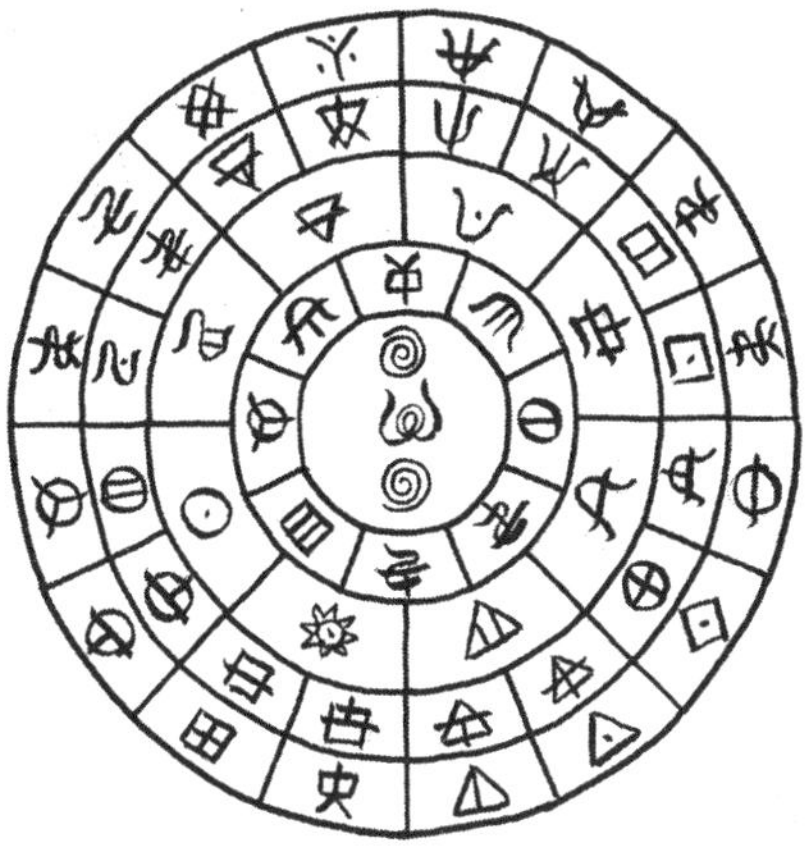

ホツマツタヱの真ん中は「う」

ホツマツタヱの真ん中の形（う）を横にして立体化すると、前方後円墳になる。この真ん中に当時の権力者を埋葬したんだ。

この形のことを、キリストのあれだとか、マナのつぼの形とか、みんな変なことを言うけど、本当は違う。日本の神道のトップクラスのマークが「う」なんだ。これは僕がつくった新しい学説。

陰と陽の気だって、自律神経の交感神経と副交感神経、どちらかが高まりすぎて陰陽になる。中性というのはいない。だから、日本神道にはオカマがいない。陰の要素が強いか、陽の要素が強いかで判断しているだけで、中性というのは日本にはいない。

卑弥呼の足跡を追う

森　ちなみに卑弥呼《ひみこ》は、日本を立つときに石の塚を置いていった。探したいんだけど、暇がなくて行けない。日本海を渡っていくときに、石を組んだあと、ここから行ったというところがあるんだよね。上陸した朝鮮半島にまた同じ塚をつくっている。暇ができたら、いっぺん行こうかと思っています。

ケビン中西　どのへんですか。山口県のあたりかな。それとも出雲のあたり。あそこは、神様が上がってくると言われていますね。神在祭《かみありさい》をやるところだな。あの近くですね。あの辺を探せばあるでしょうね。

森　あります。どこかに石組みの塚をつくって、ここから出たというところがある。それを、例の超能力者のMに探せと言われたけど、暇がない。日本海の海岸線をずっと歩くなんて、今はできない。地元の人に探してもらうのがいいかな。そこが、卑弥呼が出たところだ。卑弥呼は朝鮮半島にも行ったんだ。

ケビン中西　鳥取に東光園というホテルがあるのですけど、その前から神様が上がって、出雲大社に行く前にそこで清めて、稲佐の浜に上がったというところがあります。東光園はうちの会員なんですよ。聞いてみます。

森　一番下が四角で、その上が丸で、その上が三角の塚がどこかにあるはずと。もしかすると何か彫ってあるかもしれない。

毎月集まって、こんなことばかりやっていたんだ。

ケビン中西　徳島に卑弥呼の伝承のあるところがありますね。

森　そういうところにMを連れていったほうがいい。「これ、どう思う？」と聞いて。

『神農本草経』は超能力者がつくった？

森　『神農本草経《しんのうほんぞうきょう》』という本がある。世界中にある草に対して、毒性があるとかないとか、これはこう効くとか、ああだこうだと全部書いてある。これは神様じゃないとできない、神農がつくったと言っているんです。でも、Mにやらせたら、簡単だ。

うちは農場があるんですよ。農場で、ビニールの袋にいろんなものをとってきて、僕らはわかっているけど、Mはわからない。それで、これは何？　これはどういうふうに効く？　と1個1個全部たずねてみる。Mはドンピシャで当てました。記録をとったものがあるんだけど、どこにいったかわからないな。

昔の超能力がある人が、ちょっと草を噛みながらやったらすぐわかる。『神農本草経』も『本草綱目《ほんぞうこうもく》』もできる。それも実験したんです。

興味に従っていろんなことをやっているけど、どれだけ金を使ったか（笑）。

学園闘争時代・完全黙秘のサイン

森　僕は学生時代はしょっちゅう、パクられていた。「おまえは肝心なときにいつもいない」とみんなに言われる。それはそうだよ。肝心なときは留置場だ。あのときはここの留置場に行って、あのときはここの留置場に入って。いつもパクられて、うるせーから入ってろみたいなね。
僕たちに符牒《ふちょう》があった。検事パイというのがあって、検事が取り調べしたら、住所と名前を言えばだいたい出てこられる。デモくらいだったら2泊3日で出てこられる。でも、僕なんかは絶対出してくれない。

ケビン中西　常習犯ですね。

森　常習犯だし、指令が来るんです。救対（救護対策室・活動の後方支援を担う組織）の女の子たちがいて、1日にリンゴ1個とたばこ5本持ってきてくれる。誰がどのたばこをのんでいるかみんな知っている。開けると、ときどき、のんだことがないようなたばこが入っている。缶ピースなんだ。缶ピースが入っていると、あらーっと思うんだ。缶ピースが入っていたら、完全黙秘という意味だからね。カンモク。しゃべるわけにいかない。

ティッシュペーパーに包んでたばこ5本が来る。ピースなんかあったら、僕はこれで3カ月出られないと思う。

留置場の屋上でたばこを吸っていたら、看守に「このやろう、ここをどこだと思っているんだ。おまえ、未成年だろう。たばこ吸っちゃいけねえんだよ」って言われた（笑）。

毎晩違うところで寝る

森　先輩はパクられたことがないというんだから、えらいよ。僕なんか、すぐパクられる。

ケビン中西　私の場合は逃げ足が速かったんです（笑）。

森　いいことです。僕の彼女も逃げ足が速くて、機動隊が突っ込む前に逃げてるから。あっという間に逃げちゃう。あれっ、さっきまでいたのに。逃げろと言う前に逃げてる。

ケビン中西　そろそろ来るなとわかったら、ピャーッと逃げる。そのころに、みんなは突っ込んでいくんですよ。だから、先頭にいることです。

森　その女の子と結婚したかったんだけど、できなかった。御茶ノ水の駅前に交番があるんだけど、そこでいきなり投石がはじまって、指揮者もいない。しようがないから僕が、こうせい、ああせいとやった。機動隊の配置がすごかった。これはプロだなと思ったよ。

次の日に彼女が来て、コーヒー飲みたい、喫茶店に行きたいと言うから、駅前の名曲喫茶に行ってお茶を飲んでいたら、うちの防衛隊の連中が来て、「今、刑事が3人入りましたから、逃げてください」と。「まだ何もしてないよ」と言ったら、「昨日やったから、逮捕状くらい出ているかもしれません」。そしたら、彼女が僕のことをものすごくにらんで、「逃げなさい。後始末はしておくから」と言うの。喫茶店代も何も払わないで、とにかく逃げた。「裏口にカローラが待っていますから、それに乗って行ってください」って言われて。僕たちはみんなカローラなんだよね。一番目立たないし。レンタカーでカローラ借りて、それで逃げるんだ。

何年かたってから、彼女に喫茶店代返してないなと思って電話を入れた。「中村屋でカレー食ってコーヒー飲もうぜ。金借りてるし」と言ったら、「その日はダメなの」って。「日曜日の昼間だから、いいだろう?」と聞いたら、「ダメなの。その日は私の結婚式なの。ごめんね」ときた。完全にフラれた。だから、僕はそれから大安の日曜日は大嫌いになった（笑）。

その子も逃げ足の速い子で、いい子だったんだ。男の見切りもはやかったんだな。

そのころ僕は、毎晩、違うところで寝ていたんだ。同じところで寝るとヤバいから。警察は狙っているし、学生同士も狙っているし、危なくてしようがない。しようがないから、毎晩違うところで寝ていたんだけど、「毎晩、違うところで寝ているって。あなたみたいな土壇場で生きている人間には、女はついていけない。ごめんね。さようなら」と言われてね。泣いた、泣いた。

戦争に協力する日本を止めるために

ケビン中西　そんなことは、いっぱいありましたよね。

森　いっぱいあるよ。先輩はモテたぜ。

ケビン中西　そのへんの話は、カミさんがいるのであれなんですけど（笑）。変な話はないんですよ。浮いた話はないです。使命感に燃えてやっていましたから。

森　委員長クラスになると、それは無理です。僕たちは半分、遊んでいたからね。

ケビン中西　遊びなんか、これっぽっちもなかったですよ。今しかないというか、これ以上悪くさせたくないというか、二度と戦争に導きたくないとか、そういう思いで動いていましたね。二度と、再び、戦争はイヤだと。

ところが、日本は再び戦争に向かって真っしぐらに走っていくから。米軍に対して協力的になって。当時はベトナム戦争があったし、日本はそういうものの補給基地になっていたので、そういうことが許せなくて活動していたんですよ。

成田に空港ができたけど、あんな山の中に空港をつくるわけがない。これは絶対に民間空港じゃなくて、最終的には軍事空港になるぞということで、あそこも反対しました。

成田闘争

森　うちのおやじは近衛兵《このえへい》（近衛師団）で、シンガポールにいた。中支（中部支那の略。現在の中国の華中・揚子江と黄河にはさまれた地域）に行って、部隊編成して、自転車を集めて自転車に乗って、リアカーをそこで組み立てて、重機関銃をリアカーに載せて運んだ。ジョホール水道（マレー半島の南端とシンガポール島を隔てる水道）で戦車と撃ち合った。

そのとき、ジャングルの中を走って、あっという間に着いたらしいんだけど、リアカーと自転車だから、なんとかなったんだ。自動車なんて、あんなところでは動かなくなっちゃう。

そのときに道案内したやつがいる。ふところにピストル1丁突っ込んで、日本軍にあっち、あっちと教えてくれたやつがいた。それが水戸の右翼だった。血盟団の連中ですって。血盟団の井上日召《いのうえにっしょう》が、日本軍は必ずシンガポールを攻めるから、マレー半島に潜り込めと言って、みんな潜り込んでいた。そいつらが行け行けと道案内したので、おやじたちはすぐ行っちゃった。

ジョホール水道で、戦車なんてなかったから、重機関銃で戦車と渡りあって、うちのおやじはケガしちゃって、ベトナムのダナンの陸軍病院に行って、助かって帰った。

そのときに、残った連中でイギリス軍を追ってインドまで行ったやつがいた。食べ物もなくてね。無謀と言われたインパール作戦（インドにあるイギリス軍の拠点・インパールの攻略を目指した）、白骨街道を生きて帰った。それが成田の農民だった。

ケビン中西　戸村一作《とむらいっさく》ですね。

森　おやじが「もういいだろう」と説得に行ったらしい。みんな仲間で知っているからね。でも軍隊が一緒だったから、怒鳴られたそうだ。「おまえら、あのとき帰ったからいいけど、俺たちはそれからインドまで追っかけて行ったんだぞ。ほとんど食い物なくて、マラリアで死んじゃって、やっと帰ってきたら、何もできないような土地を開墾《かいこん》しろと言われて、子どもが泣いてもメシもやれなかった。そういう思いをしてここを開拓したんだから、どんな条件を出されても出て行かない」と言ってがんばった。あいつら全部、近衛兵だからね。
あそこには天皇の農場、牧場があったんだ。それがあったから、みんなそこへ行ったんだ。天皇の近くということで。

ケビン中西　成田闘争はすごかったですね。

森　僕が成田闘争に行くとき、おやじがずっと僕のことを見ていた。かなり先に信号があるんだけど、そこまで行って後ろを振り向いたら、まだおやじがこっちを見ていた。行くなと言いたかったんだろうな。でも、「行ったら、俺の名前を言え。みんな、すぐわかるから」と。

そして、部隊を引き連れて成田に行った。そのときの総大将が中西さん。

ケビン中西　あのときに成田の管制塔がぶっ壊された。それが森先生の後輩です。新聞沙汰になった。

森　どうしようもない連中がいた。

ケビン中西　明治大学の真面目な学生だったんですけど。私と会ったばかりにね。

第2章 ココロ、カラダ、よもやま話

肺炎が消えた

森　今、僕が携わるのは鬱と認知症で、多分コロナもなんとかなるんだ。

この間、ある有名大学の呼吸器内科のドクターから電話がかかってきて、「何をおやりになったんですか」と。5日間で肺炎が消えちゃったからね。「これを飲ませて、こうやったんですよ」と言ったら、「すみませんが、もうちょっと教えていただけますか」と呼ばれた。

教えないよ。おまえが来いよ。僕のほうがなんで教えに行かなきゃいけないんだっていうね。

教授の肩書を持っていると、向こうがちゃんとした対応をとる。下手なことを言って怒鳴られたら大変だと、ちょっとビビっていた。

僕が苦手なのは、整体師と歯医者。今は、歯が悪いからありがたいと思っているけれども（笑）、悪いけどあれは医者じゃないと思っている。

整体師もそう。なんだかわからなくて、ただマッサージしているだけだ。整形外科というのは、日本だとマッサージ師とあまり変わらないような感じじゃないですか。全然違うんですよ。中国だと整形外科というのは骨しか診ない。骨科という。マッサージは筋肉を見ているから、全然違うことをやっているんだよ。

それなのに、整形外科では治らないとか、バカヤローだよ。骨は一番難しいんだから。これから骨の時代になるよ。

かかと落としとスクワットをすると……

森　今、僕が取り組んでいるのは、糖尿病。ヘモグロビンA1cの数値の落とし方。これは普通は落ちないんだけど、簡単な方法で落ちるんだ。成功したらみんなに教える。これは京大の山中先生が言っている方法で、NHKの番組に出て言っていた。ああ、そうかと思ってやってみたら、本当だった。

ケビン中西　どうやるんですか。

森　簡単ですよ。かかと落とし。椅子か何かにつかまって、つま先立ちになって、かかとを上げて、落とす。これを最低9回、9の倍数で落とせばいい。これをやると、ヘモグロビンA1cが落ちる。骨に振動を与えると、骨からホルモンが出る。それがA1cを落とす。僕は毎朝やっているんだ。

スクワット9回と、かかと落としを9回やる。骨に振動を与えないとダメなんだ。

これは誰も教えてない。僕がもうちょっと開発して、こういうことがいいんじゃないですかと、糖尿病の人に教えてやりたいんだよね。

糖尿病の一番の問題点は、微小循環がダメになること。だから、血液の流動性を上げればいいんです。

僕の霊芝とスクワットとかかと落としをやれば、糖尿病はたいていなんとかなる。これは微小循環に働きかけるから。

高血圧も、今の西洋医学は間違えている。血圧は、薬を飲めばいくらでも落とすことができる。血管を拡張する。だから、血管の弛緩剤だったら、血圧は落ちる。心臓が圧力をかけなくても、ヒュッと流れるから。だけど、根本的には治らない。

高血圧を治す方法に関しては、間違いがある。

身体のどこかに血液が流れない部分があるんだ。肝臓か、腎臓か、脳か。どこか流れない部分がある。それで心臓が圧力をかけているのが高血圧ということ。

流れていない部分を流せば、30分あれば血圧が教科書に書いてあるような数字になる。末梢に流すということ、これを忘れているから治らないんだ。それを、塩分の問題とか血管の問題で全部考えようとするからおかしくなる。

基準をクリアするというのも、ある意味では大事なんだけれどもね。だから、基準から少しでも外れる、高いとか低いとか、その間を読むのが本当の医者の役目だね。

骨の時代とは？

「骨から出るホルモンがある。それが全身に司令を出して、健康を維持したり、病気を治してくれる。刺激を与えると身体全体にホルモンが回っているんだ。かかと落としをするときの振動が骨に刺激となってホルモンが出る」と森教授。

このホルモンは「オステオカルシン」、別名「若返り物質」や「若返りホルモン」と呼ばれている。

この「オステオカルシン」は、骨を形成する働きを持つ骨芽細胞《こつがさいぼう》から出るメッセージ物質で、脳、精巣、筋肉、膵臓《すいぞう》などに働きかけ、記憶力、筋力、精力などを若く保つ力を持つといわれる。

また、同じく骨芽細胞から出るメッセージ物質（ホルモン）「オステオポンチン」は、骨髄内での数の減少が老化現象や免疫力の低下につながるのではないかと、因果関係について研究が進められている。

2018年放送のNHKスペシャル「人体」では、「第三集・骨」として、この骨芽細胞が出す「若返り物質」など、骨の持つ驚きのパワーについて特集した（W司会として山中伸弥教授が出演）。

いずれにせよ、森教授が「骨の時代」というように、これから健康常識として骨に注目が集まるのは間違いない。

自分が持っている力を利用して病気を治す

ケビン中西　先生は、医者にはならなかったんですね。

森　医者にはなりたくないね。あんなの、忙しくて、なんだかわからないことを言われる。僕は自分の研究だけ、好きなことしかやらない。

ケビン中西　実際に僕は、先生が開発された霊芝や羅布麻のサプリメント、コエンザイムQ10を飲ませてもらって、非常に血液循環がよくなった。本当にいいなと思いました。今回の対談も、森先生とそういった話ができるなら聞きたいなと思ったんです。

森　みんなが知らないような話をするでしょう。誰も知らないんですよ。僕が自分でやっているだけなんだから。

ケビン中西　例えば認知症にしても、古くなったミトコンドリアが死んで、それがうまく代謝できないから、脳の中にたまって、なるんだ。今の医学ではそこを取り除く方法がわからないんですよ。ところが、森先生は、それを取り除く方法を知っているんです。そこがすごいところだ。

森　でも、微小循環なんて、ちょっとした学者はみんな気がついているんですよ。ただ、治す手段を持ってないんです。でも、僕は見つけた。農場へ行って、自分でつくっちゃうんだ。

ケビン中西　西洋医学は治せるものを持ってくるけど、副作用のほうが大きい。

森　みんな、神経毒ですから。

東洋医学と西洋医学の違いはなんだと思いますか？

東洋医学というのは、自分が持っている力を利用して病気を治す。もともとは持っている力だから、使い方さえ間違えなければ、副作用はない。免疫だって、もともと持っている力だから。微小循環だって、もともとある力だし、鬱も、脳内ホルモンはもともと出ているんだから、それを出せばいい。

気のお風呂の入り方

森　医学的な話ではないけれども、「気血」というでしょう。東洋医学では気血です。西洋医学は血液です。

僕は、はじめは「血液」が正しいと思ったんです。「血」という成分と、「液」という水が入っているものが血液と思っていた。そうしたら、東洋医学では「血液」という言葉が出てこないんです。「気血」なんです。しかし、それが何か、わからなかった。

「気」とは、気という、トラックみたいなものですよ。エネルギー。それに血が載っていて、エネルギーで走らせるんです。これがないと、動かない。「気」というトラックと、上に載る「血」という物資で気血です。気血がわからないと、東洋医学はわからないですね。

気血はなんだろうかという疑問からはじまったのが、気に対する興味です。気というものをやりながら、もうちょっと気を確かめたい。目に見えないから、見えるようにしてやりたいなと思って、お風呂をつくったんです。

気を流す方法があるんですね。よく塩を入れろとか酒を入れろとか言うけれども、気功では、ぬるいお風呂にコップ1杯の焼酎と、コップ1杯の塩と、コップ1杯の酢を入れてよくかき回して、大きな葉っぱを浮かべて入る。そうすると、全然冷めないんです。

「経気《けいき》」という、表皮に流れている気だけ流すのが塩です。酢は、骨まで流す。筋肉まで流すのは酒。この3つがないと、血液は流れないのです。ここに、気のある大きな葉っぱを入れて、一度やってみてください。

3つを流すためには、そんなに大量に入れなくてもいいのです。それほど熱くないお風呂に入れて、かき回して、ゆっくりつかってごらんなさい。気が流れて、全然冷めませんから。

グリーンの厚い葉っぱは、花屋で売っているものでもいいです。お風呂の中に入れると、植物は気が出て流れますから、すごく効くんです。これをいっぺんやったらやめられない。こんなにいいものかと思う。

ケビン中西　お風呂には、何分くらい入るんですか。

森　僕は20分くらい入っている。

僕がこれを教えたら、僕の弟子みたいなのが、宿泊先のビジネスホテルでやろうと思って、酢と酒と塩を買ってきた。葉っぱがなくて、ホテルのロビーに飾ってある花を全部取り出して、葉っぱを持っていった。あとで問題になったらしい（笑）。

ケビン中西　薬効の高そうなビワの葉っぱとか、そういうのを使えば。

森　そんなに高いものや、いいものじゃなくていいです。葉っぱならなんでもオーケー。これが気功のお風呂の入り方です。塩を入れたり酒を入れたりするのは、片一方だけ、筋肉と皮膚だけ。気にも、経気もあるし、皮膚に流れている気もあるし、血液に流れている気血もある。いろいろあって、みんなに影響を与えるのは、塩と酢と酒なんだ。

酒は日本酒よりも焼酎がいい。僕は、中国に行くと白酒《パイチュウ》、一番安いやつを買ってきて、お風呂に置いておくんです。塩と酢と酒はどこにでもありますから。安くて白い酒がいい。ウイスキーとかブランデーとか、いいだろうと思ったら、全然よくない。そういうのはやめたほうがいい。

まわりが試して「これは効くわ」となる

森　僕が考えていることは単純だよ。女性のシワを消す、まかせて（笑）。某女優さんは僕のファン。あの人たちは、きれいになればなんでもいい。僕がいると、見つけて、呼びに来るんだ。いろんなものを持って楽屋に行く。「これ、1日で顔が変わるよ」「私、そういうの大好き」ってね。渡してやったら、気に入っちゃった。今ないんだけど、

1日で顔が変わる。

ケビン中西　何かを飲むんですか。

森　飲むものもあるし、つけるものもある。

ケビン中西　1日で変わっちゃうんですか。

森　変わっちゃう。その女優さんも、これだけきれいだったら変わるところはないだろうと思ったら、自分ではわかるんだね。1日塗ったら違うものだから。「これ、持ってきて」と言ったよ。

飲むと、手のシワから何から、なくなっちゃう。それを飲んで、上からつけたら、一晩でビシッと10歳くらい若くなる。

化粧品はうちのカミさんがやったほうがいい。僕は、使い方とかそういうのはわからないから。

ケビン中西　奥さんが「これつくって」というものをつくっているんですね。

森　うちのカミさんから、「あんた、シワ取れるものをつくって」と言われる。「シワ、取れないだろう。ババアのシワを取るのは一番難しいんだぞ」「なんとかしてよ。あんたならできる」とか言われて、おだて上げられて、それでつくっちゃう（笑）。

シミを取るのもあるんだ。ありきたりのものだけど、僕がつくると全然違うんだ。友達の奥さんで、べっぴんさんだけど、シミだらけの人がいてね。それも、シミが黒いんだ。飲んだら、そのシミが取れてきたと言って大騒ぎだ（笑）。

一番わかるのは、シミ取りだね。うちのカミさんはむちゃくちゃ言うんだから。1日1粒ですぐ治るものとか。そんなの、無理だろう。1日1粒で、シワが取れて、くすみが取れて、シミが取れるもの。1日1粒と言うんだよ。「飲みやすい、大きいのはダメ、小さいのにして」ってね。

つくってやると、まわりで試して、これは効くわとなる。女性はきれいになればなんでもいいんだから。

結構、僕のファンは多いんだ。羅布麻サプリもそう。今までどれだけ困っていたか、というのを、みんなよくしちゃった。こんなに簡単だなんてと言ってね。簡単に治らないから、みんな苦労しているんだ。

若さは水分を保持すること

森　美容にヒアルロン酸がいいと言われているね。あれはタンパク質でできている。分子量1万以上がタンパク質だから、1万以上だと入らない。コラーゲンでもタンパク質でも、分解しない限り、入らない。だからこれを先に酵素分解で分解して、吸収しやすくして飲む。

ヒアルロン酸というのは、つけても飲んでも肌に入らない。うちのだけは入る。整形外科から大量注文が来たよ。

腰だって膝だって、ヒアルロン酸だから。骨が擦れて、軟骨なんかなかなかできないけども、その間のヒアルロン酸はタンパクがあって、水分を保持している。

おっぱいは、歳をとると垂れる。あれはなんで垂れるかというと、僕はおっぱいは脂肪かと思ったけど、違う、あれは水なんだ。水風船だから、水が切れると、シワになって垂れる。

ヒアルロン酸は膝にもいいし、おっぱいは上がるしね。体中の水分が補給される。簡単にいうと、若くなる。「みずみずしい」と言うけれど、若さって本当に水なんだね。

そして、とにかく脳内ホルモンが前提。癒しの前提は、医学的にはセロトニンですから。脳内ホルモンが出ないと、本当の癒しにならない。ドーパミンも一緒に出れば、夕方にはセロトニンがメラトニンに変わる。睡眠を誘うのはメラトニンだから、自然な眠りになる。睡眠薬みたいにはならない。

日本の医療の限界

――お医者さんは、認知症が起きる仕組みはわかっているけれども、手だてがないというか、わからないということなんですね。お医者さんの限界みたいなのがあるという感じですかね。

森　医者に名医はいない。病名をつけると、これをこれだけ飲ませてと、処方は決まっている。多くても少なくてもいけない。それが決まっているから、かわいそうなんだよね。これを使いたい、あれを使いたいと思っても、結局使っちゃいけないことになっている。

ケビン中西　要するに保険医である限り、そのルールに従わなければいけない。自由な診療なんかできない。

森　僕の友達なんか、それで病院を追われたやつがいっぱいいる。「おまえがつまらないことを教えるから、俺が病院をやめさせられた」と（笑）。「これで治るよ」と言われると、やってみたくなるんだね。それでやって、病院をクビになったやつが結構いる。

ケビン中西　今の医学は治しちゃいけないんだ。

森　本当は歯周病の薬ができているんだけど、そうすると、虫歯がなくなる。

それをつくったある製薬会社があるんだ。でも、それを歯科医師会が買い取って、開発したやつは今、行方不明。どこへ行ったか、みんなで探してもわからない。これは薬品業界で有名な話。

治すものをつくったら、僕なんか一番はじめに縛り首だよ。僕たちをやっつけるのは簡単だ。脱税したとか、女の子に抱きついたとか。女と金。僕なんかすぐひっかかるよ（笑）。それが常套手段《じょうとうしゅだん》で、そういうのを専門にやっているやつがいる。ハニートラップ。みんな、それでひっかかっているんだ。スカートの中を鏡でのぞいた、とかね。

ユダヤ人と金融の関係

ケビン中西　今、アメリカの医学には、中医学が入ってきているんですよ。心臓を手術するような先生は、必ず鍼が打てないとダメなんです。要するに鍼灸の勉強をしない人は医者になれないのです。必須科目です。どんどんそういうふうになってきますよ。

今、世界で一番漢方が進んでいるのは、実はユダヤです。イスラエルが、世界のすべての漢方を統一して、１冊の本にまとめてやっているんですよ。イスラエルの漢方医学は世界一ですね。

ところが、森先生のやっていることはイスラエルでもやっていないんですよ。これは森先生の発案ですね。

森　僕の友達にユダヤ人がいるんだ。そのユダヤ人が僕にいろいろ教えてくれた。

メーソンは、「自由、平等、友愛」だ。これはなんだかわかりますか？「自由、平等、友愛」は上につく言葉がある。ユダヤ人の自由と、ユダヤ人に対する平等と、ユダヤ人同士の友愛なんだと。「ユダヤ」というのが上につかないとわからないね。

ユダヤ人は職業も制限されていた。やっていい仕事が金融だけだった。金融

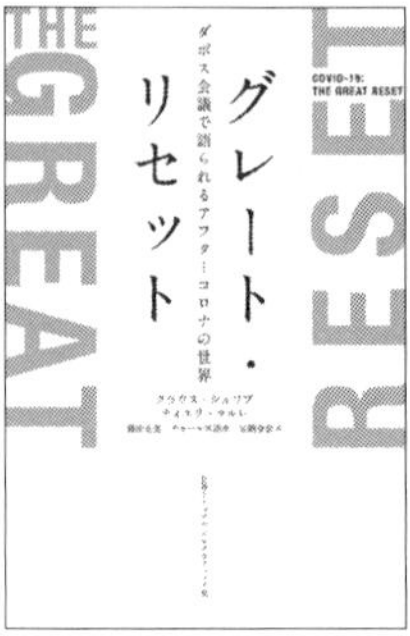

『グレート・リセット　ダボス会議で語られるアフターコロナの世界』クラウス・シュワブ／ティエリ・マルレ著　藤田正美／チャールズ清水／安納令奈訳（日経ナショナル ジオグラフィック社）
世界経済フォーラム（World Economic Forum=WEF）設立者であるドイツの経済学者クラウス・シュワブ氏が提言。限界を迎えていた現行社会システムを、新型コロナウイルスの世界的流行を機にリセットし、再構築することを定義している。

は、本当は人間がやっちゃいけない仕事なんだ。イスラムもキリストもユダヤも、本当は金融をやっちゃいけないんだ。何も生産していなくて、お金に価値つけて貸すなんてとんでもない。一番ダメな仕事、汚い仕事をやらせたのが、ユダヤ人だった。

なんでユダヤ人がロスチャイルドみたいに金を貸すようになったのかと聞いたら、金を扱ったら、人をコントロールできるというのがわかった。人をコントロールするには金が一番いいので、金で支配しようと思ったと。

スタートは、迫害されて、一番ひどい仕事しかやらせない。銀行家なんていうのは間抜けなんだ。あれは、やっちゃいけない仕事だ。

ケビン中西　バンクというのは、古いラテン語で「悪魔」という意味なんですよ。

今回のコロナ騒ぎだって、全部つくり話で、なんでこんな壮大なつくり話をしているのかということの根幹が、ついに本になったじゃないですか。『グレート・リセット』。書いたのはシュワブさんというイスラエル人です。冒頭で、ユダヤ人がいかに迫害されたかという話をちらっとだけ書いて、あとは彼らの一方的な展開、つまりコロナ以後の世界はもとには戻らない。すべてが監視体制に入る。見事に論理展開している、おもしろい本です。

ユダヤ人と『オペラ座の怪人』

森　ユダヤ人は、土曜日の夜は必ず『オペラ座の怪人』を見て泣くんだ。あれはユダヤ人のことなんだよね。これが俺たちだと、何回でも見に行く。迫害された。

ケビン中西　絶対忘れないんだね。

森　ユダヤ人の友達に、「おまえも泣くの？」と聞いたら、「俺も泣くよ」と言っていた。

ケビン中西　ユダヤ人は、子どもを育てるのに、お父さんが子どもを階段の上に置いて、「さあ、飛んでこい」と言う。子どもだから、ワッと飛びつくじゃないですか。ところが、パッと手を放しちゃう。ズドンと落ちる。人を信用するな、これが彼らの教えですから。ものすごく深い恨みがあるんですね。

森　自由、平等なんて、相反することじゃないか。だけど、「ユダヤ人の」という枕詞《まくらことば》がつけば、みんなわかる。ユダヤ人の自由、ユダヤ人に対する平等、ユダヤ人の仲間だけに対する友愛。

紅幇と青幇

森　香港の問題なんか、おさまらないんだ。ミャンマーも、あの軍の後ろは中国だし。

香港も、なんであんなに騒いでなんともならないかというと、実は中国には秘密組織が2つある。それがわからないと、中国はわからない。日本人はほとんど知らない。

紅幇《ほんぱん》というのと、青幇《ちんぱん》というのがある（幇《ぱん》とは、中華人民共和国成立以前の中国において、経済的活動を中心とした同業・同郷者などによる相互扶助的な組織。紅幇と青幇はその代表格とされる）。今、香港で騒いでいるのは青幇で、蔣介石《しょうかいせき》の軍だ。紅幇は政治家が多い。孫文《そんぶん》も、何回やっても失敗した革命ができたのは、紅幇に入って、香港で会議して、清朝を潰したんだ。紅幇はほとんど政治家だ。紅幇がからんだら、えらいことだ。絶対、大陸を目指していく。北朝鮮だって、後ろが江沢民《こうたくみん》なんだ。江沢民も紅幇だから、香港の金が流れて、ミサイルをつくることができた。江沢民は吉林省《きつりんしょう》にいた。吉林省の紅い幇だ。

孫文は護衛もつけないで香港に入った。全部やって、また帰ってくることができた。孫文が入ったら、絶対捕まる。日本だって、追いかけていたんだから。孫文は、紅い幇だ。

ケビン中西　孫文は、まだ活動が自由にならないとき、日本に来て、頭山満《とうやまみつる》がずっと守っていたんですね。右翼の頭目《とうもく》ですよ。

右翼というと悪者に聞こえるけど、結構いいことをやっている。清水の次郎長みたいなところがある。

右翼といえば、三島由紀夫。彼は大東塾です。大東塾という、日本の右翼のトップクラスです。

私が全共闘の議長のときに、大東塾からスカウトが来ました。「あんた、マルクスを天皇にかえるだけだよ。中身は一緒だ。うちへ来ないか」と言われて、それはヒラにご容赦をと言った。

統合医療の時代

――日本はこれからどうなっていったらいいんでしょう。

ケビン中西　ともかく統合医療にならないと日本の医療はダメだから、これからは絶対、統合医療の時代だと思うんですね。そういうときに森先生の威力が発揮できると思います。

森　今、統合医療のトップは東北大学の先生で、僕が行くとえらく歓迎してくれる。あの先生もえらい先生だ。構内にいる学生がお辞儀するんだから。

ケビン中西　どなたですか？

森　忘れちゃった（笑）。

ケビン中西　統合医療は、何科なんてありませんね。中医学も西洋医学も、両方やる。しかも、日本伝統の医学がそこに入ってくれれば、入れてくれる。

森　漢方もあれば、和方《わほう》もある。だけど、和方は誰も知らないんだ。これが和方だとわかるのは、僕くらいだな。

ケビン中西　結局、明治になって西洋医学が入ってきたときに、日本伝統の医学が全部否定されたんです。大学でも教えなくなった。そのために、誰も知らなくなった。

森　やろうと思ったら、僕みたいにいろんなことができる。治らない病気は、和方を使わないと治らない。

＊統合医療とは？

日本における統合医療は、厚生労働省によれば「いわゆる〈統合医療〉は、近代西洋医学と相補（補完）・代替療法や伝統医学等とを組み合わせて行う療法であり、多種多様なものが存在」するとされており、保険適用や医療費削減効果を見据え、統合医療研究が盛んなアメリカを参考に、国内の統合医療実態把握のためにプロジェクトチームを発足させたところである。

また、日本統合医療学会、日本補完代替医療学会、日本統合医療系連合学会などが、統合医療の実現に向けた教育・研究を進めている。

アメリカ国立補完統合衛生センターでは、統合医療を「従来の医学と、安全性と有効性について質の高いエビデンスが得られている相補（補完）・代替療法とを統合した療法」と定義している。また、相補（補完）・代替療法については、「一般的に従来の通常医療と見なされていない、さまざまな医学・ヘルスケアシステム、施術、生成物質など」と定義しており、以下のような分類をしている。

・天然物（Natural Products）

・ハーブ（ボタニカル）、ビタミン・ミネラル、プロバイオティクスなど

・心身療法（Mind and Body Practices）
・ヨガ、カイロプラクティック、整骨療法、瞑想、マッサージ療法、鍼灸、リラクゼーション、太極拳、気功、ヒーリングタッチ、催眠療法、運動療法など
・そのほかの補完療法（Other Complementary Health Approaches）
・心霊治療家、アーユルヴェーダ医学、伝統的中国医学、ホメオパシー、自然療法など
アメリカ国立補完統合衛生センター、２０１７年3月16日現在
参考・引用：厚生労働省『「統合医療」に係る情報発信等推進事業』

日本で大事にしたシャクナゲ、大麻

ケビン中西　いまだにわからないのは、日本の古い書物の中に、シャクナゲの根っこを使うと治ると書いてある。ところが、シャクナゲの根っこはすごい毒なんだ。

森　すぐ死んじゃう。

ケビン中西　なんでこれを使うんでしょう。いろんな病気にいいと、ずっと書いてあるんです。何か方法がある。煎じてもダメだし、何時間も煮てもダメだ。多分、水銀と同じで、相当な時間、長く何かしないとダメなんでしょう。でも、そういうのも廃《すた》れちゃっているんですよ。

そういうのがわかってくると、和方というか日本の医療はどんどん出てくるようになるだろうと思うんですね。

日本で大事にしたのはシャクナゲと麻なんです。大麻ですね。

大麻は、もう間もなく解禁になると思います。そろそろ解禁しないと騒ぎが大きくなるだろうというので、全世界解禁がもうすぐはじまるという話です。だって、大麻を使ったら、ほとんどの病気が治る。がんはちっとも怖い病気じゃないしね。

今、大麻の86％くらいの濃度のCBDオイルがアメリカとの並行輸入で入ってくるんですよ。それを使うと、てんかん、鬱病、統合失調症、がん、多発性硬化症、これらすべてが治るんです。リウマチからぜんそくから、花粉症なんて一発ですね。もう医療は崩壊しますね。

だけど、西洋医学には西洋医学のよさがあるんです。大ケガして血が吹き出しているときに塗っててもダメなんだ。やっぱり縫合しないとダメだし、いざというときに緊急対症療法というのがあって、それには西洋医学がずば抜けていると思います。

話題のメドベッドも日本に入ってくるのは一番最後？

ケビン中西　最近、話題になっているのがメドベッドなんですよ。メドベッドの優秀性というのは、カプセル状になっていて、そこに入れば、すべての病気が治り、修復される。切断した足までもとどおりになる。臓器を取ったとしても、再生されちゃう。間もなく実用化されると。うまくいけば今年の末までに。医療界の相当な圧力があったとしたら10年後。

日本は一番最後でしょうけど。何でも一番最後だよ。

戦争に負けたから。イエローモンキーだから。飼っているんです。奴隷民族だから。

奴隷国家だからそれ以上に上がってくる必要がないんだ。上がってきたら、ピシャッとたたけばいい。それをずっとやっているわけですよ。そのへんのことは、いくらお話ししても、あまりにも大きな相手なので、私も戦う気はないし。もうたくさんです。戦って負けるのはわかっているから。

戦わないで、融合していったほうがいいですよ。最低のところで融合しながら、だんだんみんなに理解していってもらうという、森先生のやり方が一番いいと思いますよ。

まず認知症を改善する、あるいは不眠症を改善するというところから、ストレスをなくす、そういうところからはじめていけば、あまり抵抗はない。いきなりがんが消えると、これは抵抗がある。それこそ、捕まるどころか、消されちゃいますよ。じわじわとやっていけばいいんです。

＊メドベッドとは？
ホログラフィックメディカルポッド＝通称メドベッド（Med Bed）。

地球外の知的生命体によってもたらされた技術によってつくられた、すべての病気を治し、ＤＮＡを修復する未来の治療ベッド。

若返り、身体の欠陥矯正、臓器や身体の部分再生などを行うことができるとされる。

小児がんを治したい

森　今、本当に取り組みたいのは、小児がん。小児がんだけはなんとかしてやりたい。

ある有名な大学病院なんか、小児病棟で、ダメだと個室に入れるんだ。個室に入れて死んじゃうと、夜、運び出す。子ども同士は、そのことを知っているから、「このごろ、○○ちゃん、見ないね」と言うと、ナースが「寛解《かんかい》して帰ったよ」と言うんだよ。そうすると、子どもは「僕も治るんだ。がんばろう」と言うんだ。本当は違う。何もできなくて死んじゃうだけなんだ。

あれを見ていると悲しくなるね。手がないんだから。だから、飲んで治るようなものをつくらないと。手術もダメ、放射線もダメ、制がん剤なんかもっとダメだから。

ケビン中西　光免疫療法というのはダメですか。

森　ある程度はいいんでしょうね。

ケビン中西　光免疫でかなり治るという話を聞きました。

それと、やっぱり大麻だよね。医療用大麻が日本でも許可になれば、かなり違うと思うんですね。

森　だいたい、治す方法はわかっているんですけどね。

ケビン中西　みんな、わかっているんですよ。やっちゃいけないことが多すぎる。

森　僕みたいに、捕まって死ぬのを覚悟でやる。認知症を治したら恨まれるよ。

ケビン中西　確かに。

森　医師会も、これで食っているやつがいっぱいいるわけだから。絶対、恨まれる。しかも、大企業なんて、200億とか300億使っているんでしょう。

僕はもっともっと少なくていい。

うちのカミさんが「あなたにまだお金返してもらってないわ」と言うんだ（笑）。「ごめんな。そのうち、返すから」「いつ？」。それがわかれば、僕もオーケーなんだけど。

新型コロナのゆくえ

――新型コロナは、どうでしょうね

ケビン中西　コロナは終息しないですよ。先ほどお話に出したシュワブさんによると、終息はありません。要するに新たなウイルス、新たなウイルス、常にそうやって、下火になるけど終息はしない。
グーグルとアップルの提携で、瞬時にわかるようなものを開発中です。これで必ず検査をして、ワクチンを打ったかどうかをチェックされる。その確認がされたうえで、出かけることができる。それをしないと、どこにも出かけられない、一歩も外に出られないという監視体制をＡＩに全部やらせる。

町を歩くのを、ＡＩが監視しているんですよ。ＡＩは町を全部見ることができるから、あそこにいる、ここにいるとわかれば、すぐ逮捕です。家に戻される。そんな監視体制になる。

森　血液は、成分が４つある。ワクチンはそのうちの１つしか活性化できないんです。

免疫の武器は酸素です。

赤血球は酸素を運ぶ。白血球は敵を見つけてやっつける。これしか効かない。赤血球にも効かないし、血管を丈夫にする血小板《けっしょうばん》にも効かない。

薬とか栄養素を運ぶのは血漿《けっしょう》で、水の成分です。

４つの血液成分の１つだけ、白血球を活性化するのがワクチンです。だけど、酸素もいかなきゃダメだし、血管も丈夫にしなきゃいけない。

今、スペインで問題になっているけど、今回のウイルスは脳に入っちゃうらしい。だから、認知症みたいになる。それに対応するのは僕だけだ。そのうち、殺されるか、有名になるか、どっちかだ。あとはよろしくお願いします（笑）。全部、僕の責任にしてください。あいつが言った、でいいです。

息子たちにも言っているんだ。全部、お父さんの責任にしろ。言うこと聞かないからダメだった。覚悟はできていると。辞世の句まで置いてきたよ。

小菅（東京拘置所）で死ぬのも名誉じゃないか。あそこで悔しい思いをしたやつがいっぱいいいるんだから。

ケビン中西　確かにね。何度通ったか。

森　小菅って、議員会館の廊下と似ていますね。議員会館に入っていくと、小菅じゃないかなと思う。

ケビン中西　中は知らない。接見室しか知らない。

森　僕は、変なことを知っているね（笑）。

コロナワクチンとは？

ケビン中西　コロナは全然怖くないんだよね。怖くないけど、怖い怖いと言って宣伝して、時代を変えちゃうんですよ。このスピードは半端じゃない。

　今まで、製薬会社が大きく儲《もう》ける方法があまり見つからなかったんですよ。今回のことで、大儲けできたじゃないですか。このバックが、後ろの二大巨頭に入りますので。ヨーロッパの大国がみんな潤うんですよ。そのために世界中を犠牲にしている。別にそれ以上の理由はないんです。

　ただ、ワクチンの中には、将来必ずがんになるような因子だとか、そんなものがいっぱい入っているんですよ。あれを打った人は、末代までそれが遺伝されていくんです。調べれば調べるほど、恐ろしいのです。

　ワクチンを打ったか打たないかが瞬時にわかる。それをグーグルとアップルが開発するんでしょう。その膨大な情報をデータ管理する場所が必要じゃないですか。そのデータ管理をする会社の株はバーンと上がるでしょうね。

見えない世界のヒーリングと見える世界のサプリメントの併用について……ケビン中西

●マインドが病気をつくりだす

私たちの実相というか、本当の姿は「意識」です。意識なのだけど、形にするときに、どうしても意識そのものが分かれるんです。「形のない意識」と「形のある意識」というもの。

形のない意識のことを本然《ほんぜん》の意識＝「宇宙知性」と言ったり、「本当の自分」と言ったり、あるいは「真我《しんが》」と言ったりします。形にもとづいた意識のことを「マインド」と言ったり「自我」と言ったり「エゴ」と言ったりするわけですが、病気になるのは「エゴ」、つまり「マインド」なんです。マインドが病気をつくりだすんですね。形のない、本然の、本来の意識というのは、病気なんてないんです。病気をつくりだす必要というのがないんです。

ただ、私たちが生きているということは、形にもとづいた意識「マインド」以外のところで生きていないということなんですね。生命現象として起こしているのは、全部そこ。「マインド」なんです。生命というのも、実はそこで。その上の意識、「ありてある」という意識、そこには、別に生命という言葉や、概念さえない、というところにあるわけです。

つまり、ありとあらゆる現象は、形がある意識が見ているんですね。そこでつくられているから、できあがった病気というのは、形のある意識が納得しない限りは治癒しない。そういう展開になるわけです。

じゃあ、形ある人間がどうやってそこにたどり着くかというと。いっぱいいろんな体験をしてきて、それにもとづく「原因と結果」というものがありますよね。その「原因と結果」をきちんと処理していかなければならない。

普通の人は勘違いするんですよ。人殺しをしたら、ごめんなさいをして、そのために償《つぐな》いをしなければならないとか。これは全部、形の意識なんですよ。人は死んでないんですよ。つまり、生命そのものがないんだから。死ぬこともできないんですよ。

●悟り・ゆだねる――頭ではなく、体験的に気づいていく

私たちは、ずーっと「ありてある存在」として生きつづけて、ただそこで起きているいろんな現象を見ているだけなんです。映像の世界で見ているだけなんです。でも、形のある意識では、そういう存在にはなれないでしょう？　ですから「ゆだねる」という言い方になるわけです。それを仏教では阿弥陀如来《あみだにょらい》さんに全部おまかせするとか、イエス・キリストだったら「アーメン」と言って、私はここにいますと言いながら神様に全部お願いするとか、つまりは、ゆだねるしかないわけです。形のない世界に。そうすると、そこからエネルギーをいただいて、実際にすべてがうまくいくわけですね。本当にすべてがうまくいくんですよ。

それがいわゆる「悟り」という世界なんだけれども、その前、悟りにいたるまでに、「そうか～」と気づいていくことが「覚醒」なんですよ。頭で気

づくのではなくて、体験的に気づいていくんですけどね。

●形ある意識「マインド」が何を信じているか

サプリメントは、形のある意識「マインド」の知識によってくみ上げられたものなんですね。だから、例えば、この食べ物の中には、何と何と何という成分が入っているんだ、その成分が化学反応を起してこういうものをよくするんだとか、ああいうものをよくするんだとか、積みあげられてきたマインドの知識の結果なんですね。形のある意識は、それに非常に納得するというわけです。

実際、森先生のサプリメントは、私のまわりで認知症の人や心臓が悪い人が飲んで、よかったという声があがりました。そうなると、これは「効果があった」ということになるわけですね。

おもしろいのは、「砂糖は身体にとてもよくない」と節制する人が多いけれども、１００歳を過ぎたおばあちゃんが、とってもありがたがって砂糖水を飲む。「なぜ、砂糖水を飲むんですか？」と聞くと、「これがあると何でも癒されるんだ」とね。「わたしの中で、体調が悪いときに砂糖水を一杯もらうと、これで元気になるんですよ」と言うわけです。双子で長生きをした金さん銀さんがいましたけども、あの人たちは身体によくないといわれていた肉なんかをばんばん食べて、アハハハオホホホって笑いながら死んでいったわけですよね。日本一の長寿で知られて、ギネスブックにも載っていた泉重千代さんだってそうでしょう。亡くなるまで何でも食べていたわけですよ。今なら、現役で活躍していた90代の瀬戸内寂聴さん。あの人だって朝からステーキを食べていたんですからねえ（2021年11月99歳で死去）。

これは、玄米菜食主義で考えると、とんでもないことなんですよね。そんなことをしたら血液が濁るので、病気になる。じゃあ、病気にならないのはなぜ？　ということになりますね。これが、いわゆる「その人が何を信じているか」によるんだということになるんですね。形のある意識＝マインドが何を信じているか。

何を信じているかによる、ということは、不思議なことに、その後ろにちゃんと、形のない意識＝宇宙知性、本当の自分が働いているんですよ。信じているものを実現してあげる。だから、思いは叶うんです。「形のある意識」が信じているものを、「形のない意識」が実現してあげるんです。

ですから、論理的に積みあげていって、「これは絶対効くはずだ」という科学的なアプローチというのは、形のある意識＝マインドにとって、とても大切なものなんです。これが崩れてしまうと、自分たちの論理というものが全部壊れちゃうので、それは確実な構築の仕方をして、がんでも心臓病でもなんでもよくする、という方向性を持っていることですね。曖昧《あいまい》な部分を持っていると、99・99％正しくても、0・001％狂ってくるので、その0・001％が副作用を引き起こしたり、あるいはどうしても治らないというものになっていくわけですね。

これが100％信じてきっていれば、治るんですよ。もちろん副作用もないんです。

●大宇宙の知性を絶対的に信じ、オーダーする

ヒーリングでも同じで、私に何かを治す力があるか？　と言われれば、まったく信じていないんです。そんなものは。ただ、私が全託する、形のない意識＝宇宙知性、大宇宙――「大宇宙」というけど、その「大」というのは、どんなに大きな宇宙にしても、その宇宙というのがまったく違うわけです。言葉では表現しきれないほどの、知性。つまり、創造のおおもとの知性――その知性にゆだねる。そこにゆだねきってしまうと、すべては解決するんですね。

あとは、オーダーの出し方だけなんですよ。「こんなふうに治してください」とちゃんとオーダーを出すと、それにもとづいた形で治る。このまえ、私のところに、脊柱管狭窄症《せきちゅうかんきょうさくしょう》で手術をしなければいけないという人がヒーリングを受けに来たんです。確かに、脊椎狭窄だろうなあというところがあって、間違いなくここが手術したいというところだろうなあと思いながら、

そこが正常に戻るというイメージを持って、よろしくお願いしますと思って触っていったら、背骨から「ビュン」という音がしたんです。それで、治っちゃったんですよ。こういうふうにしか説明できない。でも、治っちゃったんですよ。

それから、骨折した患者さん。当然、整形外科に行ってから、骨折しました〜って私のところに来たわけですよ。ちゃんとギプスをしているわけ。それを上から触っていって、ああ〜なるほど、ここに亀裂が入っているから骨折しましたね、って伝えたんですが。

私の目には、レントゲン写真と同じように見えるので、その亀裂が入っているところがくっついた状態をイメージしていくわけです。これが、オーダーなんです。ずーっとイメージしていく。そうすると、完全に骨のくっついた状態がやってくるんです。それで「大丈夫ですね？」って伝えて。私のところに来るときは、ギプスをしていても、松葉杖をついていても、痛くて歩けないような状態なんですね。でも、帰るときには杖も要らなくなっちゃった。「あれ～？　痛くないですね」ってね。ギプスはそのままだけど、「前と変わらず普通に歩けます」って。

受ける側の意識がどんなに否定しても、圧倒的な大宇宙からの力が上回る。否定する意識よりも、大宇宙、知性のほうが圧倒的に上回るわけです。受ける側の人にも「治りたい」という意識はあるわけです。それさえあれば大丈夫なんです。それで23万人も癒やしてきたわけですよ。

ですから、森先生のサプリメントのようなものがあれば、鬼に金棒ですよね。ヒーリングを受けつつ、「あなたはこれで治りますよ」と言われながら飲んで治れば、形のある意識＝マインドも納得する。

でも、手段は関係ありません。「私にとってどうなのか」ではなくて、「その人を中心としてどうするか」というだけなんです。その人にとって一番わかりやすい形になればいい。森先生のサプリメントでうまくいきましたね、森先生のおかげでよくなりましたね、でＯＫなんです。私は。絶対に私のヒーリングが効きます、なんて言葉は必要ないです。逆に私は、この大宇宙の知性を絶対的に信じているんです。

●自分で自分を否定する、その自分を癒す

例えば、乳がんになりました、という人が来ますね。そうしたら、人間関係を見ます。まず家族関係。

3人姉妹の長女に生まれてきた。次女は2歳下で、三女はさらに2歳下。こんな場合が一番多いんですけど、何が起きるかというと、次女が生まれてきたときに、長女の中にどうしても「自分の親をとられた」という意識ができるんです。だから、次女が憎たらしくて仕方ない。

さらに三女が生まれてきて、この次女も次の子に対して憎たらしいという思いが出てくる。これで、三つ巴《みどもえ》の関係ができあがる。

お姉ちゃんは、家督《かとく》も相続しなければならないという気持ちも出てくる。下の子の面倒も見なさいと言われたりもしてね。そうすると、女であることを捨てるんですよ。だいたいの場合。大雑把な言い方になりますけど、男性

化するんですね。そして、女性のシンボルがだんだん、ダメになっていく。そういう人は多いですよ。乳がん、子宮がん、子宮頸がん、卵巣がんといった人、大半です。どこに何ができるかによって、その人の意識がどこに置いてあるかがよくわかる。

自分で自分を否定するんですよ。自分の内側の深〜い、根深いところに母親に対する恨みが出ているわけです。恨みというのは、本当はお門違《かどちが》いなんですけど、子どものころの思いこみって強いんですよ。そういうあたりが、昨年出した『たちどまって自分を癒す』という本の内容につながるんですけど。

内側をよくよく見ていると、母親が一生懸命育ててくれた姿が見えてくるんですよ。ああ、本当は、一生懸命育ててくれてたんだ、私が生まれたときに、すごく喜んでくれていたんだ、と。

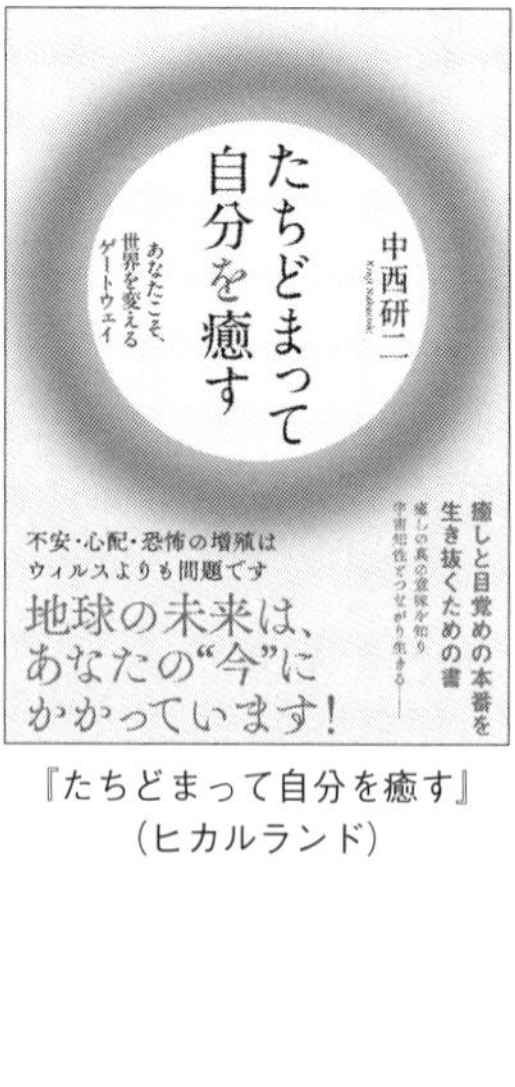

『たちどまって自分を癒す』（ヒカルランド）

同じ思いで次女に接しただけなんだ、と。ところが、次女にとられたと思ってしまうから、母親に「ママ〜」と寄っていったら、「こっちやってるから、ちょっと待ってなさい。あなたお姉ちゃんでしょう」と返されてね。その言葉が、私を嫌ってるんだっていう思いにつながってね。誤解ですよね。

でもまあ、母親もきちんとそういうことを知っていてね、接し方を考えなくちゃいけないんだけど、なかなかそういう生き方をするのは難しい。そういう接し方や生き方をちゃんと教えてもらっていないじゃないですか。今は「親業」ということをやっている人たちもいるけれども。でも、本当に大事なこととというのは、親業でも教えていないんじゃないかなあと思いますね。

子どもというのは、愛してほめて認めてほしい以外、ないんですよ。

昔は助けあいで子どもを育てていたんですよね。乳母というのがいましたよね。乳が出ない人は「もらい乳」といって、余っている人からもらったりね。そういうのを当たり前にやっていたんですよね。今は、核家族になってしまっているしね。心の中に絶対他人を入れないでしょう。社会は、まったくもって個人主義の世界をつくりだしていますよね。

●すべて自分の発信と気づくと、病気は治まる

病気の最大原因はストレスと言いますけど、これは何も語っていないですよ。ストレスというのは、この世に生まれたら、もうストレスですからね。もうちょっと細かく言わないと。何も語ってないですからね。

一つずつ分解していって、親は親で一生懸命やっているし、みんなそれぞれなんだということがわかってくると、ありがたいなあって思うようになるんですよ。本当に親に感謝の気持ちがわいてくると、病気は治まってくるんです。

人のせいにしているうちは、どうにも片づかないんですよ。でも、内側に入ると、全部自分から発信しているということに気づく。それをジャッジした瞬間に、自分の考えみたいなもので自分をいじめているということになるわけですよ。

映画だったら、そこで暴力行為をしている人を見て、「結構おもしろい」とか思っている自分もいるじゃないですか。自分に向かって暴力されるからイヤだっていうだけで。暴力までいかなくても、悲劇的な目にあっている人を見て、入りこんでしまう自分もいる。だから、本当に全部自分から発信しているということに気づく。そして、自分を癒すことですね。

第3章

変わっていく時代

これからの日本

ケビン中西　これから日本はどうなっていくのか。

1つは、シュワブさんが言うように、全世界が監視体制になり、一国ではどうにもならないので、中央政権にする。要するにコロナのパンデミックを抑えるという名目のもとに、大きな政府が1つあって、そこが全部を監視するという体制をとる。

例えば、今回のコロナで大打撃を食らったのは飲食店ですね。飲食店は全部AIがやる。ロボットに全部教え込んで、食事をつくらせる。AIができる分野をふやしていく。農業もAIがやる。どんどんAI化していって、国民は、AIができない分野以外はやれないようにして、外出は極力なしにする。隣の家との交流もなしという形で監視される、というふうに持っていかれるか。

それとも、こんな話が全部なくなって、自由に生きていけるか。地球全体が瀬戸際にきているということですね。

来年（2022年）1月に延期された今度のダボス会議で、これらがすべて公表されます。それがスタートで、ダボスから実施されていくと思う。

そういう意味では、今、大変な時期に差しかかっているんだけど、どっちに転んでも、昔と違って、戦争して人が死ぬわけじゃないから。そういう意味では、昔の時代と比べると、ずっと楽かなと思う。そこで緊張して戦ってもしようがなくて、それより一つひとつの物事を大切に生きていくしかないんじゃないかと思いますね。

一人ひとりの内側を見ながら、自分の内側と外側とのつながり、そして自分とほかの人とのつながり、こういうものを大事にしていけば、どんなに制限されてもやっていけると思います。だから、ある意味で生き方が大きく変わっていく時代になる。

大きな時代の変換にきたなと思います。歴史的な変化ですよ。

＊ダボス会議とは？

世界経済フォーラム（World Economic Forum＝ＷＥＦ）の年次総会のこと。スイスのダボスで開催されることから、通称「ダボス会議」と呼ばれる。１年に１度、世界中のトップリーダーが一堂に会し、重大な課題について議論が行われている。

ＷＥＦとは、経済、政治、学究など、社会におけるリーダーが連携することにより、世界、地域、産業の課題解決・改善に取り組むことを目的とした国際機関。前出『グレート・リセット』の著者クラウス・シュワブ氏により１９７１年に設立された。

２０２１年はシュワブ氏が提言した「グレート・リセット」をテーマに開かれる予定であったが、新型コロナウイルスの影響により2回の延期を経て中止が発表された。

自分の内側に平和をつくる

ケビン中西　こういったことをディープステートの責任にしたところでどうしようもなくて、彼らは彼らで、この地球上の適正な人数はどれくらいだ、種の保存のためには地球全体で５億人くらいいればいい、あとは人が多すぎる、だから徐々に減らして、２０３５年くらいまでに５億人にしちゃおうという考え方があるわけです。これは自然淘汰《しぜんとうた》ともいえるし、人的淘汰ともいえるんだけど、そういう考え方が正しいと思っているから、これに対して議論してもしようがない。

私たちは殺されたくないけど、殺すための手段としていろんなことをいっぱい考えていくわけです。どうせ死ぬんだから、だんだん死んでいくなら、まあしようがないだろうと考えていくと、そんな考え方も成立するのかな。かといって、人によってそれをされるのはイヤだから、やっぱり自分が自由に楽しく生きていける、そういう道を探していく必要があると思うのですね。

そのためには政治を変えなきゃいけないといったって、簡単に変えられるものではないんですよ。

森　やってみたけど、無理だった。

ケビン中西　日本政府が変わればいいと言うけど、日本政府はさらなる大きな政府によって抑えこまれている。

そのさらなる大きな政府に対して噛みついたのがトランプだけど、彼もディープステートの一人だし、ロスチャイルドの手下です。アメリカは、トランプにもう一期大統領をまかせるつもりでした。しかし、余計なことをしすぎるので、バイデンに切り換えたんです。これから先は混沌としてますね。

とすると、今の状態の中でどう生きるか。とにかく、私は世界中の人々が本当に平和で、喜びにあふれて、自由に生きられる、そういう世界をつくりたいなと思うので、自分の内側からはじめよう、それが『たちどまって自分を癒す』という本のテーマだったんですよ。

それをすることで、多くの人が自分の内側から癒されていく。つまり、ストレスがいっぱいある世界の中から、いかにストレスをなくしていくかということも含めて、自分の内側に向いていく。

私たちは、傾向として、内側で乱れているのに、その答えを外側に求めようとするんです。内側で葛藤《かっとう》が起きているんですよ。苦しみが起きている。にもかかわらず、外側にその原因を求める。

例えばアパートの住人が、隣の部屋がうるさくて眠れない。「冗談じゃない。夜中なのになんだ」と言っているけど、そういうふうに噛みつく人たちは、みんな内側にゆっくり眠れない要素があるんですよ。ちょっとした物音でも起きてしまう。それは内側にある葛藤がすべての原因だと思う。内側が本当に静まって、穏やかで、平和になっていたら、外で起きることは大したことじゃない。

お金だってそうです。そういう平和なところで生きていたら、お金だってなんだって、勝手に集まってきますよ。ところが、外側でがんばらなきゃと、がんばってがんばってやると、詐欺にあったとか、事故にあったとか、いろんなことで、結果的に内側にもっと葛藤が起きて、苦しみがやってくる。こんなことの連続で私たちはみんな苦しんでいるわけです。そうじゃなくて、内側に平和をつくる。

内側に平和をどうやってつくるのか。生命の神秘はまだ科学では解明されていないのです。どこまでいっても解明できない。それはそうでしょう。おおもとの創造主がいて、すべてをつくり出したんだから。その創造主の存在を、神と言っているのでしょう。それはいろんな宗教にもなっているけど、宗教じゃなくても創造主はいる。その創造主がつくってきた。その創造主にすがるしかないんですよ。

すがり方はいろいろあるけれども、とにかくゆだねる。すべてを許し、すべてを愛し、すべてをゆだねる、その姿勢を確立したときに、はじめて平和がやってくるのです。それ以外に平和になるものなんて、何もないのです。

アトランティスも浮上してきた?

森　先輩、どうでしょうか。認知症の治療、なんとかなりますかね。神におまかせするほかない。認知症はふえる一方ですからね。

私が心配しているのは、ニュージーランドであれだけ大きい地震があったでしょう(2021年3月、ニュージーランド北側の南太平洋を震源としたマグニチュード8・1の地震が発生)。昔、あそこに大陸があったのが消えたんですから。またあるんじゃないか。出てきはしないだろうけど、いろいろプレートが動くんじゃないか。

ケビン中西　アトランティスもだんだん浮上してきたといいますから。

さっきのホツマの絵じゃないけど、右回りと左回りの螺旋《らせん》によってすべてはできている。結局、どんどん分けられていったものがまた収束して、また分けられて収束してというのを長いスパンの中でやっているのが宇宙なんで、地球の中にもそれは起きるわけですよ。

今、そういう意味では、ダーッと分散されてきたものが、ここでグワーッとひとつになっている過程なんですね。そのときにいったん大きな禊《みそぎ》というか、お祓《はら》いがはじまったと思うんです。それは決して変なことでもないし、不吉なことでもないし、宇宙全体の動きなんだ。人心がそれを外側に求めるから、今回のようなできごともつくり出してしまうし、いろいろするけど、それに対して目くじらを立てていったところで、解決策にはならない。

スポーツは遊び

森　今回のオリンピックだって、なくてもよかったのよ。世界から誰も来なくても、日本だけでやって。そしたら、金メダル、ものすごく取れるから(笑)。

ケビン中西　そういう発想がいいね。楽しくやればいい。

森　日本だけでやったら、金メダル１００個くらい取れる（笑）。

ケビン中西　オリンピックをいかにユダヤ人が握っているか。ソ連であったときも、モスクワ大会はボイコットだったでしょう。そのために日本人の金メダリストになるはずだった人たちが誰も行けなかった。北京でやったときも、SARS問題が起きて、開催が難しくなってしまった。今度は日本。日本でやったときに、２度目の中止が発表されて、そしてここから時代が変わる。全部、標的はここになっているわけです。そういうことをちゃんと見ていくとわかると思うんですね。

森　僕みたいなやつがいて、じゃ、オリンピックは日本だけでやろうや、来なくてもいいから、みたいな。

ケビン中西　これが、いわゆるゲリラ闘争なんです（笑）。

森　オリンピックは日本だけでやって、金メダルは全部日本。しょせん、スポーツなんて遊びなんだから。

ケビン中西　確かにそうだと思います。

ミャンマーの国民性

森　ミャンマーも今大変だけど、あそこの人たち、言うこと聞かないからね。東南アジアで一番やっかいなのはミャンマー人だ。

ケビン中西　ミャンマーに行くとわかるんだけど、ビルマ語族とカチンとかカレンとか、みんな言葉が違うんです。十いくつある。そうすると、言葉同士でつながらないんですよ。

どうしてもつながりが必要じゃないですか。今はビルマ語が公用語だから、ビルマ語に転換する辞典が必要だということで、これをつくった人がいる。これが、学園闘争時代、第四インターの先輩ですよ。法政大学でヨントロと言われたグループの人がやっているんですよ。「俺はもう日本を捨てた。自分の行き場はこっちだ」と言って、カチン族というミャンマーの山岳部隊がゲリラをやっている最中にそこに入りこんで、一緒に戦ったやつなんだ。

そのときの話をするとね。ある日、寝ていて、何か気配を感じて、パッと目が覚めたら、人の顔がいっぱい集まっている。なんだ、気持ち悪いと思ったら、起き上がった瞬間に、隊長が大声で怒鳴った。「こいつは俺の友達だから、食うな」。私のことを食べようとしていたんだね。

彼らガリガリだから、我々はみんな太っているように見えるんだ。それで丸々太った日本人が食べ物に見える。

とにかく、食べ物が欲しくてしようがない。タンパク質になるものは何でも口にしたい連中だから。ビルマ兵を撃ち殺したら、引きずってきて、食べちゃうんですよ。そうやってしか、生き延びられなかった。

今はビルマ族と和解して、平和に暮らしています。

私は、その彼がカチン族と一緒に行ったというのを聞いて、「ああ、死んだな」と思った。弟が大騒ぎして、「兄貴が帰ってこないんだ」と言う。それから半年間、帰ってこなかったんで、みんなで葬式をやったんですよ。

ところがある日、突然電話がかかってきて、「中西、元気か」と。「おまえ、幽霊じゃないのか。バカヤロー、香典取られたぞ」と言いましたよ。「それは弟が持っていったんだ。俺じゃない」と返してきた（笑）。

彼とは、今も交流があります。今はベトナムにいるので、ベトナムのほうからの情報をいろいろもらっています。

森　うちは、ミャンマーに農場があるんです。結局、最後は原料問題で中国に負けちゃうと困るので、ミャンマーにつくったんですよ。でも、ダメだった。機械から何から、全部置いてきたんだけど、宝の持ち腐れ、使い道なしです。

ケビン中西　本当にそのとおりです。

水を燃やす実験に成功したところ

ケビン中西　今から10年以上前ですけど、食べ物を、ナノレベル、最終的にはオングストロームというか、ものすごく小さな粉にしてしまう技術を持ったグループがいたんですよ。それは機械でやるんです。どうやるのかといったら、要するに竜巻の原理で、空気で切る。そうすると熱を持たないから、すごい微粒子の粉ができる。それを頭に塗ると、髪が生えてくるんです。1カ月くらいでボーボーになる。アトピーの人がこれを塗ると、アトピーが一瞬で消えていく。まるでステロイド剤みたいに。これをいやしの村で販売していたんですが、忽然《こつぜん》とできなくなったんです。

実は、その人が、水を燃やす実験で成功したんです。一応抵抗がないように、ガソリン5割に水を5割まぜてやったりして、オックスフォード大学とケンブリッジ大学の2大大学で発表した。そしたら、見事にロスチャイルドが買いに来たんですよ、300億で買うと。「ケビンさん、300億あればもう要らないよ。これで全部あげちゃうよ」と言っていた。

で、先方に待ってろと言われて、タイで待たされた。「毎日毎日ゴルフだよ」と言って喜んでいました。

でもある日、忽然と消えちゃったんです。それと同時に、この機械も消えたんです。

ある日機械が見つかりましたが、発見されたのは、なんとミャンマーの山の中。捨てられていたんです。誰かに頼まれて、ミャンマー人が持っていったんです。使い方がわからないから、放棄しちゃうんだね。

森　宝の持ち腐れだ。

ケビン中西　何も知識がないと、損だね。

森　ビルマだから、仏教徒でおとなしいと思うけど、あいつら、自分でやった仕事は、やめるときに全部壊していく。そういう連中だ。

ケビン中西　一応仏教徒なんで、おとなしいんだけど、最後がね。

森　由紀さおりがミャンマーに一生懸命学校をつくっているけど、あれが一番正しい。教育して、対応するほかないね。

ケビン中西　ただ、由紀さおりにしてもそうだけど、学校の形はつくるんだけど、運営方法についてはちっとも教えないのでわからない。形だけ、つくっていくんです。中身は彼ら自身がやらなきゃいけないので、結局ダメなんです。日本人はみんな、形はつくってくれるけど、中身を教えない。それでは、ダメなんですよね。

ミャンマーで農場をつくろうとしたが

森　僕は、ミャンマーの人を日本に連れてきて、農場で研修させて、技術を教えて帰そうと思った。

朝と夕飯を一緒に食べさせてくれる民宿で、草津温泉にも入れるし、いいところに入れた。お昼は、一緒に働いているおばちゃんたちがおにぎりを持ってきてくれたり、煮物を持ってきてくれたりするので、金はかからない。受け取った給料は、全部国に送れる。だから、帰りたくないと言い出した。技術を教えて、向こうでやってもらおうと思ったのに、帰らないというわけだ。本当に困ったよ。

ミャンマーにやっと帰った。朝とお昼は、メシにカレーかけて食うようなものだから、それだけだから、出してやってもいいなと思ったら、今度は晩メシまで出せと言ってきた。日本人だと思って、どんどん要求が強くなる。日本にいるときは、かわいそうだと思って、そうやっていられた。研修して技術を教えても、何にもならない。人間がダメ。あそこは強権を使わないとダメだね。軍が抑えて、ちゃんと強権を使ってわかるようにしてやらないと、いくらやってもダメだ。

ケビン中西　ミャンマーは、軍事政権しか、しようがないね。ベトナムはやり方があると思うんですよ。

森　ベトナムとラオスはオーケーだ。

ケビン中西　ベトナム人は、人間はすごくいいですよ。真面目だし。

森　毛沢東にだまされたんだから。あんなに殺しちゃって。

日本の土地が買われていく

ケビン中西　日本は単一民族だというけど、今、おかしな政策が進んでいるのを知っていますか。アイヌの自治区をつくらせているのです。毎年のようにふやして、相当予算を組んできているんですよ。

自治区をつくって、何十年かしてごらんなさい。必ず独立運動が出ますよ。

それを狙っているんです。

そこへドーンと来ているのが中国なんですよ。中国が千歳のあたりにもう自治区をつくっている。約10万人来ている。それ以外にも何カ所も中国が土地を取得して、どんどん来ている。今来ているのは、軍人だそうですよ。いざというときに、ちゃんと武装蜂起できるように。

だから、ロシアが非常に緊張しているわけです。

あとでお話ししますが、私は、「いやしの村」構想があるので、大型の土地が欲しくて探している（「いやしの村」構想については、228ページ参照）。出ましたよと聞いて買いに行くと、中国が先に買っているんです。なんとか商事というのが買ったと。調べていくと、必ず中国が出てくるのです。

森　日本の名前で買う。ダミー会社をつくって、それに買わせる。

ケビン中西　見事な手口で買っていくんです。競売物件なんて、あっという間に落としていく。それも常識とは違う値段だ。大きいのは危ないです。

小さいのでも買うのは銀座。銀座は、売りに出たらすぐ中国人が買いますよ。

森　今、中央通りのブルガリタワーが出ている。誰も手を出さない。

ケビン中西　だから、日本という国がどこまで壊されるか、そっちから見ていくと、どうにもならない。

アメリカもひどいですね。もうすぐ崩壊でしょう。いくつかの国に分かれますよ。

森　アメリカは、中国人が大統領になりたくて、どんどん移民させている。黒人の大統領もできたくらいだから、どうなるかわからないね。

がん治癒のヒント

ケビン中西　ところで、これは日本の医学界にとっては困ることですが、がんは簡単に治るでしょう？

森　治りますよ。

ケビン中西　ヒントは何ですか。

森　酸素だね。

ケビン中西　要するに活性酸素、ラディカルな酸素を取り除いて、いい酸素が大量に入っていけばオーケーですね。では、その運び屋は？

森　微小循環。結局、血液が流れてないところが病巣《びょうそう》なんですよ。そこを血液が流れるようにしてやる。みんな、白血球、免疫についてばかり言うけれども、本当に大事なのは赤血球。赤血球が酸素を運ぶんだから。白血球の武器は酸素。免疫を持ってウイルスや細菌をやっつけるのは酸素です。

ケビン中西　微小の放射能、つまりラドンとか、ああいうものはどうなんですか。

森　いいと思いますよ。

ナノバブルとテラヘルツでアスリートのケガ治し

森　僕がこれからやりたいのは、アスリートのケガ治しです。あの人たちはケガしたらおしまいで、潰しがきかない。これを治してやろうと思っている。そうすれば、もっとすごいパフォーマンスができる。
　野球のピッチャーなんか、今日投げたら、明日投げられない。あんな重い球を投げていたら、そうなる。でも、解決する方法がある。僕は、この設備を東京と大阪と九州でつくろうと思っている。

ケビン中西　酸素ルームですか？

森　いや、違うんです。ナノバブルとテラヘルツ。テラヘルツは計測できないけども、テラヘルツを発生する機械ができている。僕は、ナノバブルのすごい細かい泡が出る機械も持っているんです。
　とりあえず東京でやりたい。温泉にも入れる施設。認知症も、1日か2日でよくなる、そういう施設をつくるから、ぜひ協力してください。
　それから、卒中で倒れて半身不随という人や、がんをなんとかしたい。飲ませればOKというものを、なんとかね。

ケビン中西　この話は、メドベッド（129ページ参照）によく似ていますね。

鬱、認知症、がん
――見えない世界からの考察……ケビン中西

●鬱とは、自分を認められなくなること

人間には、自己承認欲求というのがあります。認められたいんです。それなのに、その真逆をずっとされたとき、人間の心というのはそんなに強くないから、壊れていくんですよ。

緊張に次ぐ緊張で仕事をしているときに、上司に「バカヤロー何やってんだ！」なんてガーっと言われたら、その人の心にはピーッとヒビが入るんですよ。

どうすることもできないくらい自分を認められなくなって、そして感情が出てこなくなって、顔が硬直して無反応になってくる。それが鬱なんです。

本当は思い切り叫びたい思いがあるんですよね。で、それをギャーっと叫

びだすと、これが統合失調症といわれるものになる。

本当はそういうものを出してしまったほうがいいんだよね。相手に出してしまったら大変だから、車の中や部屋の中でもいいから、バカヤロー!!ってやったほうが、解放したほうがいいですよ。空っぽにしてしまえば、腹が立った相手を前にしても、もうなんともないから。

だから、夫婦喧嘩も大いに結構。言い返さないことですよ。相手が言ってきたら、「もっと言っていいよ～　どうぞ～」ってね。

全肯定で受けとめることです。相手は相手の立場で言っていることですから、それを全部受けとめる。大切なのは内側の平和です。

●究極の欲求は、支配欲

認められたいという気持ちは、どんな金持ちでも、いわゆる世界の支配層といわれている人たちであろうが、マザー・テレサであろうが、みんなあるわけです。

一番の究極は、支配欲なんですよ。「わたしが一番だ」というやつです。

でも、一人ひとり内側を見たら、みんな持っている。

例えば、自分と、一番大好きなパートナーの間で、どちらが支配するかというのが常にある。子どもとの間でもありますね。自分の内側をちゃんと見て、そういうことに気づいていかないといけないですね。

人間みんな一緒なんだ、ということに気づいたときに、「私はあなた、あなたは私」、映し鏡で、すべてはひとつということが本当にわかってくるんです。言葉じゃないんです。

自分の内側にも同じものが流れていて、そして相手にも同じものが流れている。あとは、すべてマインドがジャッジしているわけで。マインドが介在しているんです。

人は、相手をいじめているつもりだけど、実は自分のことをいじめているわけですよ。自分を支配しようとしているわけです。内側を見ていけば、すごく大きな矛盾に気づくはずなんですね。

そうしたら、本当の意味での至福感というのがやってきて、よろこびというのがやってきて。それがいわゆる「理由のない愛」というものにつながっていくんだと、私は思っているんです。

それこそが一番大事なことで、そのことに気づいた人がたくさん増えたら、世界が平和になりますよ。

敵なんていないんですよ。敵をつくっているのも自分だし、相手が敵に見えるのは、自分がそういう見方をしているから敵になる。

犬だって敵対視しながら近づくから、吠えたり噛みついてきたりするんですよ。ニコニコしながら手を出してごらんなさい。人間だって同じですよ。

自分の意識の反映だから。自分の内側がいつも平和だったら、大丈夫ですよ。

●認知症について

人間というのは、任務任務任務……これしなくちゃいけない、あれしなくちゃいけない、というのを抱えながら生きてきて、ある歳になると身体が動かなくなりますね。

何かやろうとしても、その歳のころには、自分の息子や娘や、お嫁さんなんかに、邪魔だからどけよという感じで扱われて、「おじいちゃんは黙って座ってればいいのよ」なんて言われてね。

そうなると、自分はここにいていいのか……用なしだよな、と感じてしまって、すごくストレスになる。脳もそのストレスを感知して、脳細胞が死んでいくんですよ。それがどんどん加速して死んでいって硬直していく。それが認知症ですよね。

脳内に化学物質が出てきたから……とか説明するのは医者や科学者ですけど、心の問題から見たら、そういうことだと思いますね。

認知症を促進するのは簡単ですよ。「おじいちゃん何もしなくていいから、そこに座ってて」ってね。そう言葉をかければかけるほど認知症になる。役に立たなくなる、存在がなくなる。

●人のために生きるよろこびがあれば、脳は元気

わたしが会った人ですばらしいなと思ったのが、渋沢栄一のお孫さんの鮫島純子《すみこ》さん。

この方、ご自宅がものすごい坂道の上にあって、お家に帰るのに必ずその坂を登らなくちゃいけないんですね。しかも、自分の寝室をあえて2階にしていらっしゃる。上って降りて、を家の中でもしなくちゃいけないんですね。お会いした当時は90歳近くだったけど、階段をタタタタタタタ……と上がって、タタタタタタタ……と降りてくる。

一人暮らしを貫いていて、お子さんが同居しようと言っても、一人で住むという意思を曲げない。自分一人でできるうちは、自分でやる、死ぬまでがんばると。その代わり、努力はしてますのよ、と。ダンスをされているんですよね。ご自分の孫のような人を相手に、ダンスをしているんですよ。だから背筋がピーンとしていて、軽快なステップを踏んで踊るんですよね。

こういう生き方をしていると、脳が若返っていく。ところが「用なし」になると、脳が急にダメになるんですね。

人のために役立つ身体であって、はじめて人間はストレスを感じなくなる。何が一番のよろこびかといったら、例えば料理をつくったときに、食べた人の「おいしい」という言葉がやりがいになるわけです。誰かのためになるということが、すごくうれしい。

自分一人のために料理をつくったらどうなるか？　まずくてね。なんでもいいや、となっちゃうわけです。自分に、まともな料理なんてつくらないわけです。

だからとにかく、人は役割を果たす。

誰かのためになることをやっている、そういう状態で生きていたら、脳は元気ですよ。それを忘れてしまっているということが、認知症の本当の理由だと思いますね。

●がん——人間はストレスのかたまり

がんは、「癌」と書きますね。

やまいだれに口を3つ書くから、「好きなものを山のように食べてがんになる」という言われ方をしていたんだけれども。

好きなものを山のように食べても、がんにならない人はがんにならないんです。だから、別に何か特別な、健康のための食品だけを食べていなくちゃいけないというわけではないんです。

大事なことは、やっぱりストレスなんですよ。ああしなくちゃいけない、こうしなくちゃいけない……ああじゃない、こうじゃない……ダメなことを自分の内側にたくさん出していくと、人間というのはストレスのかたまりになっていくんですよ。でも、本人は気づかないです。

●リラックス、固まらないことが大事

森先生も言っていましたが、多くの人は、「手に汗握る」つまり、緊張感

の中にいるわけです。ずっと。そうすると、呼吸が止まるじゃないですか。新鮮な酸素が細胞に届かなくなりますね。

酸素が届かない細胞というのがどうなるかといったら、生きていけないですよね。だから、その酸欠状態が常に繰り返されると、酸素がなくても生きていける細胞ができてくるわけです。それが、がんなんです。

身体が正常な働きをしているときは、アポトーシスといって、死んだ細胞が自然に排出されていくんですけど、酸欠状態が普通になってしまうと、死んだ細胞が「いえいえ去る気はありません」と言って、居すわってしまう。ゾンビのようになって、もっともっと強くなってしまうわけですね。

息を呑むような、息を詰まらせるようなことを考えていても、同じようなことになる。今、人はだいたいみんな、自然な呼吸をしていませんからね。「ゆるせない」って言ってごらんなさい。力が入るでしょう？　固まるでしょう？

そういう回数が、1日何回ありましたか？　ということです。

だから、リラックスするというのはすっごく大切なことなんですよ。たくさんの酸素を吸っているとリラックスしますから。絶対いいんですよ。リラックスしているほうが。

すばらしいサプリメントもたくさんありますけど、一番は、リラックスですよね。

そんなふうになっているんですよ。病気の仕組みって。

●「助かりたい」という気持ちが最大のストレス

例えば「がん」ということに対して、普通の人はどう感じるかというと、「えっ！　もう死ぬのか」となりますよね。

その緊張感が、反応しあうんですよ。硬くなってしまう。

私のところにがん患者の方が来たときは、こう言うんですよ。「あんた、がんなんだって？」って。

家族の人は、本人に言わないでくださいって言うのに、私は言っちゃうんですよ。「あんた、がんなんだって？　知ってた？」って。そうすると本人は「ああ、薄々感じてました」って言うんです。

そして、「はっきり言ってくれたのは中西さんがはじめてだ」とね。で、「あとどれくらい生きられるんですか？」と聞かれるから「なんかねえ、さっき奥さんから聞いたんだけど、あと1カ月くらいらしいよ」って答えると、「え、あと1カ月も生きられるんですか〜！　わたしは、今日で終わりかなあって思いながら生きてきました。まだ1カ月もあるのかあ」って言うんですよ。

「そうだよ、まだ1カ月もあるんだから、好きなことしなさいよ、人間はいつか死ぬんだから。死ぬことが先にわかってるというのは、あんた幸せだよ？　笑って暮らしたら？」と言うと、「そうだなあ、最近笑ってなかったなあ」って。それで、「あんた何が好き？」と聞いたら、「私、落語が好きなんですよ」と言うの。だけど、聞いてないんだって。落語聞かないの？　と聞いたら、そうだなあ、聞かなかったなあ。なんでだろう？　と言って、奥さんに電話して、「おい、家に確か三遊亭金馬の全集があったよなあ。あれ、持ってきてくれよ」って持ってきてもらって、聞きだした。

それから毎日アハハ、オホホと笑っているうちに、1カ月で死ぬはずが、3年生きたんだよね。

3年の間に治ってしまえばよかったんだけど、またストレスがあったんでしょうね。これがまた難しいのが、「助かりたい」っていうのが、最大のストレスですから。

もう、いいんですよ、大宇宙にまかせて。「命預けます」ですよ。だって、生まれてくるのだって、自分なりに「この日に生まれたい」なんていって生まれてくるわけじゃないでしょう？　まったく無自覚に生まれてきたんだから、無自覚に死んでいけばいいわけですよ。早いとか遅いとか、誰が決めたの？

例えば、300億年という時間の中で、私たちが100年生きました、といったって、300億分の100ですよ？　一瞬に過ぎないじゃないですか。

屁の河童だよ。

早いとか遅いとか、誰も決められない。そのものでいいわけですよ。

●意識は体験を楽しむ、あとは遊び

さっき言ったように、形のない意識＝本然の意識というのは、死ぬこともなければ生まれることもない。生まれてきたものは、創作物だから。

創作物の中で、意識は体験を楽しんでいるわけですよ。

ただ、それだけのことだから。

また、本然の意識の中に戻っていく。

そしてまた、次に何やるの？　ということを決める。この前の続きだから、ここからだね、というふうに、また還ってくる。それだけのことだと思うんですよ。

あとは、遊びです。遊びだから、例えば、今夢中になっていることに、没頭すればいい。

もう、好きなことをやらないと、おもしろくないですよ。好きなことやって、好きなもの食べて、好きなところに行って遊んで……そういうことをやっていればいいわけで。

何が大事かというと、何かを知ることではなくて、何かを体験することなんですよ。体験がないと、おもしろくないですよ。

私が学生時代に三島由紀夫さんとか川端康成さんとか小林秀雄さんとか、そういった有名な文学人たちに会って、あの人たちはすばらしい人たちだけど、私には無理だなと思ったのは、黙って座って書いていること。「これはムリ！」と思いましたね。さっさとこういう世界から逃げた方がいいと思いましたよ（笑）。私は体験派だから。

今、コロナ禍で、ネットで旅行に行った気になろう……とか言うけど、旅行は、やっぱり実際にそこへ行ったほうがいいですよね。

でも、こういう時代が体験できるというのも、楽しいことですよ。こんなこと、なかなかないですよ。

●人と分かちあうのが、楽しい生き方

今、小松左京さんの『日本沈没』じゃないですけど、列島沈没説もありますけどね。その瞬間にいられるというのも、いいことだとも思いますよ。ムー大陸が沈んだときも、同じような会話をしていたんじゃないかなんて、思いますよ。「もうすぐ沈むんじゃないか？」とか、みんなで言ってね。同じことを繰り返しているんですよね。

宮下文書《みやしたもんじょ》によると、ムー大陸が沈むときに山にとどまったから「ヤマト」民族だというんですね。私たちは、海に入らず山によじのぼっていったんだね。

でもそのときに、海に沈んでいった人たちと、山に登っていった人たちと、何が違うかといったら、ただの体験の違いなんですよ。長いスパンで見てみたら、みんな同じくらいのときに死んでいるんですよ。

だから、生き死には大した問題じゃない。要は、いかに楽しく生きたか。

経験、体験です。

一人で食べておいしいもいいけど、誰かにも食べさせないとでしょう。みんなと一緒に「おいしいね」と言ったときに、よろこびってやってくるじゃないですか。

楽しいことは、人と分かちあえたときに、さらに楽しいことがあると思います。豊かさを自分一人で使った人は楽しくないんだと思います。みんなともに豊かさを体験して、はじめて楽しいんだと。楽しい生き方をするというのは、そういうことだと思います。

第４章
霊芝の取り組み、認知症への光

アレルギーに霊芝

森　アレルギーには霊芝が一番です。僕の友達で幼稚園をやっている人がいるけど、今の子どもたちはアレルギーが多くて、あれも食べられない、これも食べられないといって、給食をあげられない。だから、アレルギーに対応する何かつくってくれと言われている。もうできているけど、金がないので商品化できない。子どものアレルギーを治してやらないと、食べられないものが多すぎる。

ケビン中西　アレルギーというのは、身体が記憶しているから、そう簡単には治らない。

森　僕が自然食品に目覚めたのは、先輩（ケビン）の後輩に当たる人が、「らでぃっしゅぼーや」というのをつくったんだけど、その人が僕のところに来てから。
いくら無農薬野菜を食べさせても、みんなアトピーが治らないとか言うんだ。治るものをつくってくれと言うから、取り組んだのがはじまりです。だから、「らでぃっしゅぼーや」の創業者のことは、よく知っている。

霊芝とのであい

ケビン中西　先生が霊芝というものに意識を向けられたきっかけは何ですか？

森　以前、群馬県の嬬恋で農場をやっていたんです。牛を飼っていた。しかし、牛のエサが高い。だから、畑に置いてある藁《わら》を刻んで、そこにキノコの菌を植えつけて、キノコをＪＡで売ることにした。残った稲藁は、キノコで発酵しているから健康商品なんです。それを牛に食べさせると、サシの入ったいい牛ができる。

さらに、牛の糞尿を集めて、それでミミズを飼った。ミミズは金にならないから、ハウスの中に、ミミズの入った床を、ある厚さに敷くんだ。そこへヒヨコを放す。ヒヨコというのは、メスは卵を産むからみんな持っていくけど、オスは要らないんだね。オスを集めてもらってきて、放した。エサをやらなくても、ミミズをつついて食べるから、水だけあげていればオーケーだ。

ミミズをとって床に敷いておくと、ミミズは勝手に繁殖する。ミミズは上のほうにピッと糞を出すんだ。それは花屋さんのいい肥料になるので、高く売れる。ミミズはミミズで、鶏に食わせる。たまにはオス・メス間違えて一緒に入っているときがある。そうしたら、いい卵ができるんだよ。

そこに気がついて、「らでぃっしゅぼーや」の創業者が、農場のわきに鶏を放して、勝手に卵を産ませて、それを拾って歩くという企画をやった。とりあえず、鶏はタダだけど、卵は売れる。そして、園芸用の肥料をつくって売った。鶏はよく歩いているから、硬くて人は食べられないけど、ミンクに食わせて、ミンクをつくって売るんだ。

お金になるキノコ＝霊芝

森　農大の連中が４人くらい来ていて、おもしろがってやっていたんです。そしたら、夜中に牛がモーモー鳴く。牛なんて、飼ったことがないから、なんで鳴いているのかわからなかった。鼓腸症《こちょうしょう》といって、お腹にガスがたまって死ぬんだね。だから牛飼いは、肛門から腸の中に手を突っ込んでやるんだ。それを知らないから、鼓腸症でお腹が膨れて死んじゃった。

それを解体して、みんなで食べた。牛1頭、食い切れないから、余ったのは近所にあげた。そうすると、代わりに野菜とか、いろんなものをくれる。

物々交換はできたけど、それだけではやっぱり生活していけない。給料なんかないしね。アルバイトに来ているおばちゃんたちに給料を払っちゃうと、自分たちの食うものがない。

なんとかならないかと思って考えていたら、薬用真菌という、中国の薬用のキノコの本が出ていた。それを見たら、霊芝というものがあって、ナンバーワンだと。つくり方も書いてあったので、やってみようと思ってつくったのがはじめなんです。

やっとできたキノコ（霊芝）を、漢方薬屋をやっている先輩のところに持っていった。そしたら、「こんなもの、買えるか」と言われた。ハウスでつくるから、きれいなキノコなんです。漢方薬屋で売っているのは、ゴツゴツした天然のひどいやつだ。僕から見たらそっちのほうが悪いんだけども、こういうのじゃなきゃダメだと言われて、しようがないから持って帰ろうと思った。そしたら、その先輩が「買ってやるから置いていけ」と言うんだ。今から思えば安く売っちゃったんだよね。

やっとできたキノコを買ってもらって、そのお金で、上野の聚楽《じゅらく》でコーラ飲んでカレーを食った。あれはうまかった（笑）。それから、アメ横で干物を買って帰った。

キノコはこのくらいで10万になるのかと思ったね。金になるというのがわかった。とにかく、みんなに給料を出さなきゃいけない。米でも野菜でも、もらって食っているんだからね。乞食《こじき》以下だよ。

一緒にやっていた4人の中で、博士号を取ったのが2人いる。みんな優秀だった。稲藁からキノコをとって、ミミズを飼って、ミンクを飼ってなんていうのは考えつかないよね。でも、本当に捨てるところがないんだから。

それをやっていたけど、農業は食えないよ。給料なしで、毎日雑炊を食っているわけだ。だから、キノコが金になることがわかって、それでハウスをつくってちゃんとやろうと思ったのがはじまり。

霊芝のお茶は苦かった

森　ストーブでお湯を沸かして、とれたキノコを煎じて飲んでみた。苦くて飲めない。こんな苦いものはダメだなと思った。

ケビン中西　そんな苦いんですか。

森　すごく苦い。これはどうしたものか。誰か医学部に行って分析してこいということになって、僕が行くことになった。それから霊芝の研究がはじまった。

今でも覚えているけど、北里大学におじいちゃん先生がいて、健康食品でやる方法があると言ったから、じゃ、健康食品でいくかと。だけど、データも何もない。何かつくってこいと言われて、それで行った。分析がはじまって、毎日試験管洗いをやった。金がない。おやじに言ったら怒られて、「おまえ、そんなところで金を使うな。金にならないだろう」と。でも、金をもらって、授業料を払った。そしたら、学園闘争がはじまって。そっちのほうがおもしろくなった（笑）。

いろいろやってきて、ようやくたどり着いた

森　それから、霊芝の研究を20年やってきた。農場をつくったのは30年くらい前。

研究して栽培までしているのは僕くらいだろうな。栽培も、最初は苦労した。ものすごく失敗しながらやったのよ。

農場にずっと泊まっていて、月末はいつも農場にいた。泥だらけになって夕方になると飯をつくって温泉に行く。草津温泉が近いから、無料のお風呂がたくさんあって。それに入って帰ってきて飯食って。金もなかったけど、でも、あのころは楽しかったな。

社員も月末には農場に行ってた。みんなで雑魚寝《ざこね》してさ。それがイヤで辞めた人もいるけどね（笑）。いい家に住もうとか、いい車に乗ろうとか思ってた

ら、農業はやってられないよ。

霊芝のすばらしさ

ケビン中西　霊芝は、がんの特効薬と言われていますね。

森　霊芝は末梢血管の特効薬です。末梢血管に酸素がいくと、がんは小さくなる。酸素のいっているところはがん化しない。それで言っていたんだけれども、がんを殺すわけではない。間接的すぎるから、もうちょっといろいろやらなきゃいかぬと思って、霊芝の症例集をつくった。

中医薬大学に行こうと思って行ったら、中医薬大学で何しに来たと言うから、こういうことを研究したいと言ったら、それはダメだ。うちの大学には研究設備がないから調べられない。うちは本だけあるから、図書館に行ってこいと言われて、これはダメだなと。

そこの学長に、これをやるような西洋医学の大学はありませんかと言ったら、紹介してくれたのが、当時の上海医科大学だった。そこで会ったのが朱先生で、「明日、教授会を開くから来いよ」と言われた。「こういう研究をやりたいんです」と言ったら、朱先生が「誰か一緒にやってやれ」と声をかけてくれた。ところが、誰も手をあげない。生薬なんて、データにならない。そんなことで１年使ったら、自分の学者生命が終わるからイヤだと。だけど、１人だけ、免疫の教室の先生が「生薬だったら、免疫に行けるだろう」と。しかも上薬《じょうやく》研究のトップの先生だった。

それでスタートして、１年後にすごいデータがいっぱいできて、それを見せたら、「俺もやりたい」とみんな手をあげた。それではじまったんです。

ケビン中西　ロシアだと、チャーガといって、カバノアナタケ、霊芝の一種ですけど、それが抗がん剤に認定されていますね。

ニューヨークのピューリッツァーセンターが取材に来た

森　僕は、ただモノをつくるだけでなくて、つくったものを酵素分解したんだ。酵素分解する先生がいてね。うちの学会には変なのがいっぱい来るから。

この人たち、言っていることが人と違うなと思ったら、旭川医大で心臓移植をやった連中だった。医学界から追い出されて、やることがないので、人がやらない酵素分解をはじめたんだ。何でも酵素分解するというので、霊芝を酵素分解してもらったら、すごいんだ。それで、霊芝の黒焼きと酵素分解したものをまぜたら、ものすごいことになった。黒焼きも酵素分解も、どこもやっていないね。

霊芝は自分の農場でつくっている。日本で一番多いんじゃないかな。質もいい。

この間は、ピューリッツァー賞で有名なピューリッツァーセンターから、取材させてくれませんかと来た。それで、農場を見せて、原料も見せた。

認知症は、どうするか？

森　認知症もいろんなタイプがあるけど、最近出てきたのが、さっきも話したパーキンソンと鬱を患っている認知症。

今、医学界で認知症が治らなくなったと言うけど、パーキンソンなんか、治ったのは1例もない。鬱病も、治ったのは1例もない。パーキンソンも鬱も、これからは治さないとダメ。認知症というのは、食品じゃないとダメなんだ。症状のある人が、大きな声を出したり、悪くなるのは夕方。それに対処するのは、家族とか介護士、ご飯の介助をしている人だから。すぐに使えないとダメなんだ。薬だと、いちいちドクターに聞いて、ドクターから薬剤師が出すものじゃないとダメなんだ。だから、薬じゃダメ。

ところが、食品だと信用がない。弁護士がおどしに来たことがある。犯罪者扱いだったから、「人をバカにするな。帰れ」と言って帰した。

認知症の人がなんで夕方や夜になると大きな声を出したりするかというと、身体というのは70％水です。ところが、脳だけは水分が80％で、脳は1％でも水分が不足すると、認知機能が落ちる。だから、大きな声を出したりしはじめたら、水を多く飲ませればいい。そして、夕方にセロトニンを出せばいいんだ。メラトニンになるし、血流をよくすれば、夜にはよくなっている。

食事の介助は、介護士はするけど、看護師はしない。家族とか介護士で対応できるようにしないといけない。病院と看護師では無理だと僕は言っている。だから、家族や介護・介助をする人たちが扱えるものでなくてはいけないんだ。とにかく飲む水が1％減っただけで、認知機能は落ちる。だから、大きな声を出したりして夜騒ぐ。そのときは、まずは水を飲ませればいい。

僕は、どんなに弾圧を受けようと、厚労省が何と言おうと、食品でいく。やられたらしようがない。小菅で首吊られるまで待っている。すべての責任は僕が負う。覚悟はできている。

そうやって助かったという人がいっぱいいるんだ。

お母さんが問題行動を起こして、何をやっても治らないという人が来た。トイレに行くと、便を壁になすりつけたり、投げたりしていたんだ。そのお母さんが霊芝のサプリを飲んでおさまった。１カ月だね。３カ月あればほぼ大丈夫。

認知症への取り組みのきっかけ

森　特許を取ったのは、ビル・ゲイツの投資のニュースを知ったとき。認知症研究のために１００億円くれると言ったんだ。その報道が出て、その日に特許事務所に飛んでいった。霊芝で開発して、ある程度成果が見込めたから、これはいいぞと思って、そしたら特許くらい取っておかないとなと思って、特許を

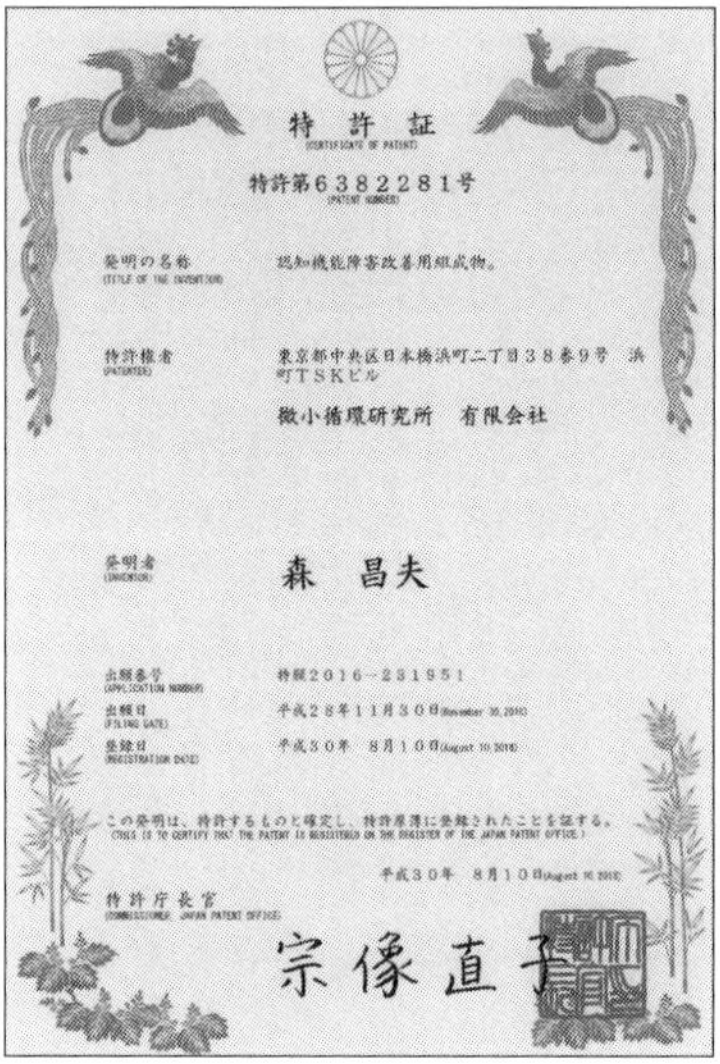
特許証

特許第6382281号

発明の名称　認知機能障害改善用組成物。

特許権者　東京都中央区日本橋浜町二丁目38番9号　浜町TSKビル
微小循環研究所　有限会社

発明者　森　昌夫

出願番号　特願2016－231951
出願日　平成28年11月30日
登録日　平成30年　8月10日

この発明は、特許するものと確定し、特許原簿に登録されたことを証する。

平成30年　8月10日

特許庁長官
宗像直子

森教授の霊芝開発物は「認知機能障害改善用組成物」として2018年に特許が取得されている。（特許第6382281号）

取った。

ところが、資料をビル＆メリンダ・ゲイツ財団に送っちゃったんだよね。100億円くれるというのは、ビル・ゲイツ個人の話だったんだ（笑）。だから、資料は財団のほうにあるはず。

でも、いいや金もらわなくても、自分の金でやるわと思って。貯金という貯金、かみさんの貯金も子どもの貯金も全部使ってつくったのが霊芝サプリメント。

うちのかみさんが、「みんな困ってるからつくりなよ」と言ってくれて。1億5千万かかった。まだまだ不備な点はあるけどね。

森教授研究の霊芝

■霊芝とは？

霊芝（レイシ・学名：Ganoderma lucidum）は、マンネンタケ科の一年生のキノコで、日本では「サルノコシカケ」の名前でも知られている。

古くから体によい食べ物とされ、『神農本草経』によれば、「久食軽身不老延年神仙（久しく食すれば身が軽やかになり、老いず、天年を延べ、仙人の域に達せられる、の意味）」の生薬として、瘀血を除いて血行をよくし、知力・体力ともに衰えず、延命の効果がある上薬として利用されてきた。あの秦《しん》の始皇帝《しこうてい》も、不老不死の霊草《れいそう》として珍重していたといいう。

血液循環の改善や代謝機能の正常化など、さまざまな作用があるうえ、副作用がほとんど認められないなどの利点が多く、病気予防や病後回復、老化予防など幅広い用途に用いられ、現在でも高い評価を得ている。

■森教授の霊芝研究・その結果

森教授は1989年から中国の上海医科大学（現・復旦大学上海医学院）と共同で霊芝の薬学的・医学的な研究と臨床実験をスタートしているが、その結果、霊芝の血液循環・免疫系の改善作用、抗酸化作用、補肝、造血促進、生存期間の延長、鎮静・鎮痛作用などが判明している。

中でも血液循環に関しては、赤血球の変形性の改善、赤血球の集合性の低下、血栓形成の予防、組織酸素供給の向上、毛細血管の口径と密度の調整、血漿粘度の低下、2,3−DPG産生の促進、血管内皮細胞増殖の促進、血圧の低下、血糖値の降下作用などが確認されている。

森教授はほかにも臨床実験や試験管試験、動物実験などにより、次の結果を確認している。

・一酸化窒素の産生（血管内で産生される一酸化窒素は血圧降下、抗動脈硬化の効果、情報伝達作用や殺菌作用など、多様な働きがある）

・毛細血管内皮細胞（血管内側の細胞＝血管を保護・抑制するなどの機能を持つ）の成長

・赤血球膜の流動性を高め、また凝集性を低下する（毛細血管への栄養素や酸素の運搬を正常化する）

・リンパ球増殖およびリンパ細胞球への影響（免疫力のバランスをとり、正常化する）

・マクロファージ（体内に侵入した細菌などの異物を捕食・消化する）の貪食率《どんしょくりつ》のアップ

・腫瘍壊死因子（免疫調整をする）の活性化

・アポトーシス（細胞が自然死するプロセス＝がんやエイズ、アルツハイマー、自己免疫疾患などに関する細胞を消去、また老化・余剰細胞

を除去する）への影響

・グルタチオンペルオキシダーゼの産生、スーパーオキシドディスムターゼの活性化（活性酸素の消去・無害化に影響）

参考：『重度認知症が癒えるメカニズムを掴んだ！』上部一馬著（ヒカルランド）

■上海医科大学（現・復旦大学上海医学院）との数々の研究論文は書籍として出版され、中国の医学部の教科書ともなっている

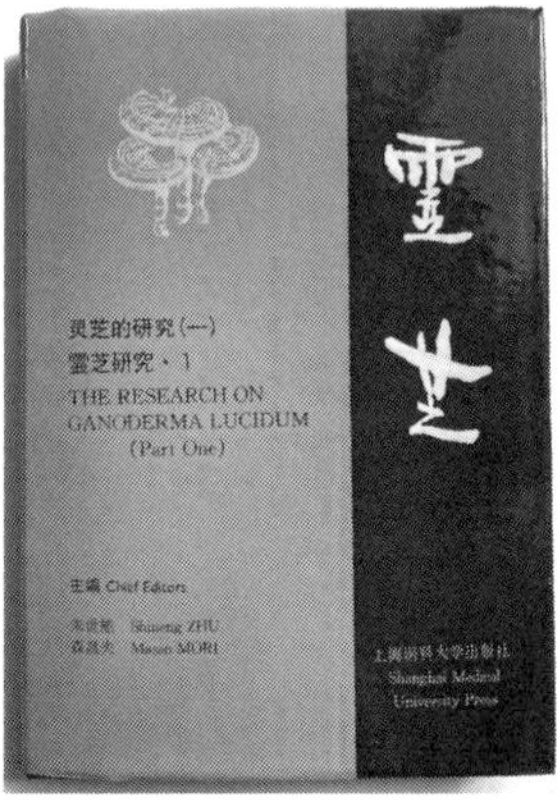

『霊芝研究 1』（主編：朱世能・森昌夫／上海医科大学出版社・1994年第１版）

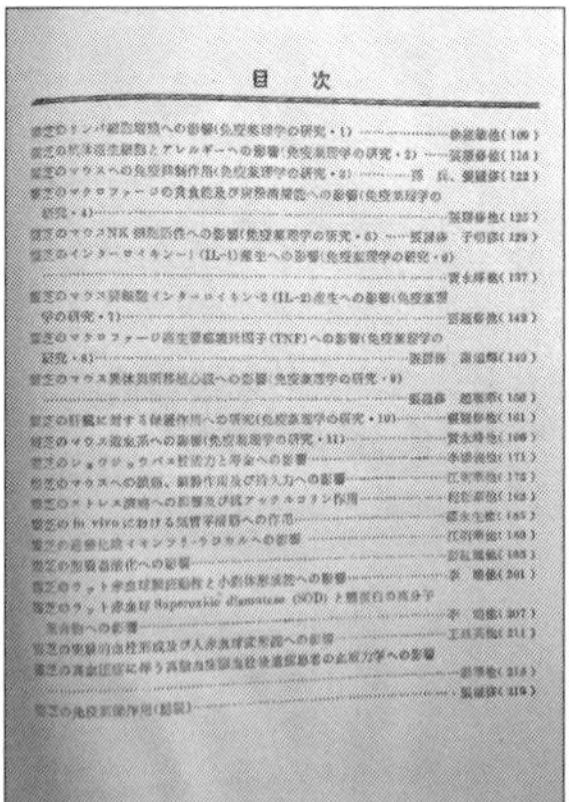

目 次

さまざまなテーマの霊芝研究論文が収められている。

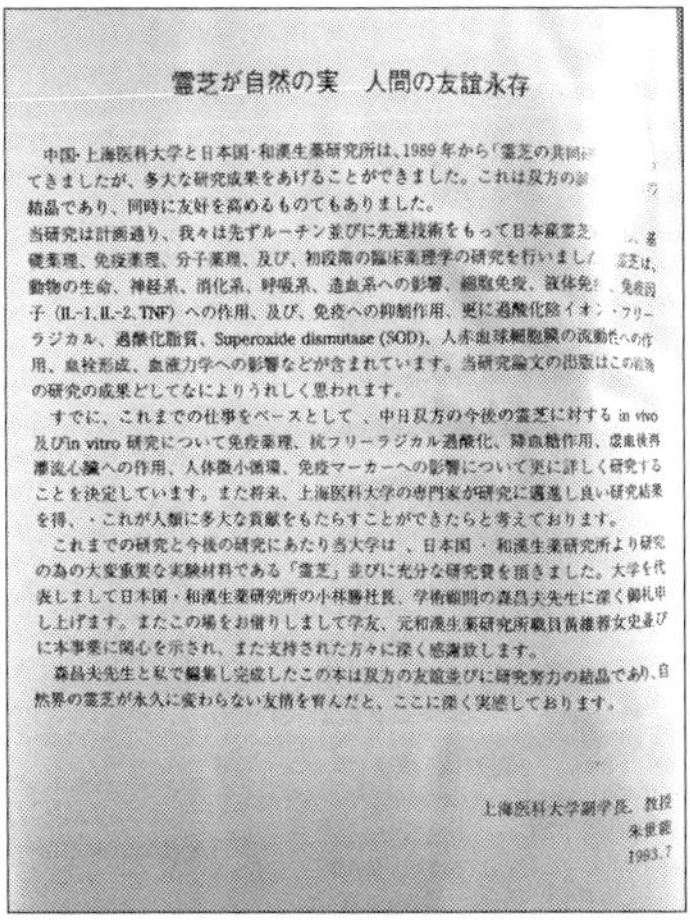

霊芝が自然の実　人間の友誼永存

中国・上海医科大学と日本国・和漢生薬研究所は、1989 年から「霊芝の共同
てきましたが、多大な研究成果をあげることができました。これは双方の
結晶であり、同時に友好を高めるものでもありました。
当研究は計画通り、我々は先ずルーチン並びに先進技術をもって日本産霊芝　　、基礎薬理、免疫薬理、分子薬理、及び、初段階の臨床薬理学の研究を行いまし　霊芝は、動物の生命、神経系、消化系、呼吸系、造血系への影響、細胞免疫、液体免　、免疫因子（IL-1, IL-2, TNF）への作用、及び、免疫への抑制作用、更に過酸化陰イオン・フリーラジカル、過酸化脂質、Superoxide dismutase (SOD)、人赤血球細胞膜の流動性への作用、血栓形成、血液力学への影響などが含まれています。当研究論文の出版はこの段階の研究の成果としてなによりうれしく思われます。
すでに、これまでの仕事をベースとして、中日双方の今後の霊芝に対する in vivo 及びin vitro 研究について免疫薬理、抗フリーラジカル過酸化、降血糖作用、虚血後再灌流心臓への作用、人体微小循環、免疫マーカーへの影響について更に詳しく研究することを決定しています。また将来、上海医科大学の専門家が研究に邁進し良い研究結果を得、・これが人類に多大な貢献をもたらすことができたらと考えております。
これまでの研究と今後の研究にあたり当大学は、日本国・和漢生薬研究所より研究の為の大変重要な実験材料である「霊芝」並びに充分な研究費を頂きました。大学を代表しまして日本国・和漢生薬研究所の小林勝社長、学術顧問の森昌夫先生に深く御礼申し上げます。またこの場をお借りしまして学友、元和漢生薬研究所職員黄維群女史並びに本事業に関心を示され、また支持された方々に深く感謝致します。
森昌夫先生と私で編集し完成したこの本は双方の友誼並びに研究努力の結晶であり、自然界の霊芝が永久に変わらない友情を育んだと、ここに深く実感しております。

上海医科大学副学長、教授
朱世能
1993.7

共同研究者であり、森教授とともに書籍の編纂を行った上海医科大学・副学長朱教授の挨拶。日中の霊芝研究はさらに進むこと、また、研究素材の霊芝や研究費の提供などへの謝辞、霊芝研究を通じて森教授との永久的な友情について記されている。

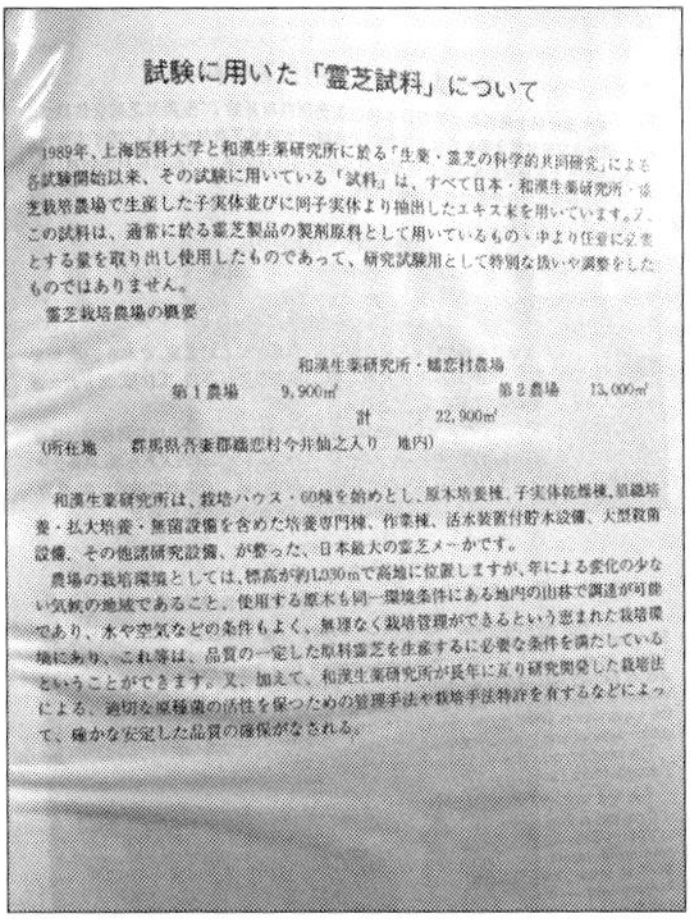

試験に用いた「霊芝試料」について

1989年、上海医科大学と和漢生薬研究所に於る「生薬・霊芝の科学的共同研究」による試験開始以来、その試験に用いている「試料」は、すべて日本・和漢生薬研究所・霊芝栽培農場で生産した子実体並びに同子実体より抽出したエキス末を用いています。又、この試料は、通常に於る霊芝製品の製剤原料として用いているものゝ中より任意に必要とする量を取り出し使用したものであって、研究試験用として特別な扱いや調整をしたものではありません。
霊芝栽培農場の概要

和漢生薬研究所・嬬恋村農場
第1農場　9,900㎡　第2農場　13,000㎡
計　22,900㎡
（所在地　群馬県吾妻郡嬬恋村今井釉之入り　地内）

和漢生薬研究所は、栽培ハウス・60棟を始めとし、原木培養棟、子実体乾燥棟、組織培養・拡大培養・無菌設備を含めた培養専門棟、作業棟、活水装置付貯水設備、大型殺菌設備、その他諸研究設備、が整った、日本最大の霊芝メーカです。
農場の栽培環境としては、標高が約1,030mで高地に位置しますが、年による変化の少ない気候の地域であること、使用する原木も同一環境条件にある地内の山林で調達が可能であり、水や空気などの条件もよく、無理なく栽培管理ができるという恵まれた栽培環境にあり、これ等は、品質の一定した原料霊芝を生産するに必要な条件を満たしているということができます。又、加えて、和漢生薬研究所が長年に亘り研究開発した栽培法による、適切な原種菌の活性を保つための管理手法や栽培手法特許を有するなどによって、確かな安定した品質の確保がなされる。

1989年からスタートした上海医科大学と和漢生薬研究所との共同研究において、試験に用いられた霊芝の材料はすべて和漢生薬研究所の農場において栽培されたものであり、その霊芝は、研究試験用として特別な調整などはされておらず、霊芝製品材料と同様のものであるとの注記。
一定品質を保つ霊芝の栽培に必要な条件を満たした環境にあり、また和漢生薬研究所が長年にわたり研究開発した栽培法や管理手法は特許を有するほどで、確かな安定した品質の霊芝が確保されると記されている。

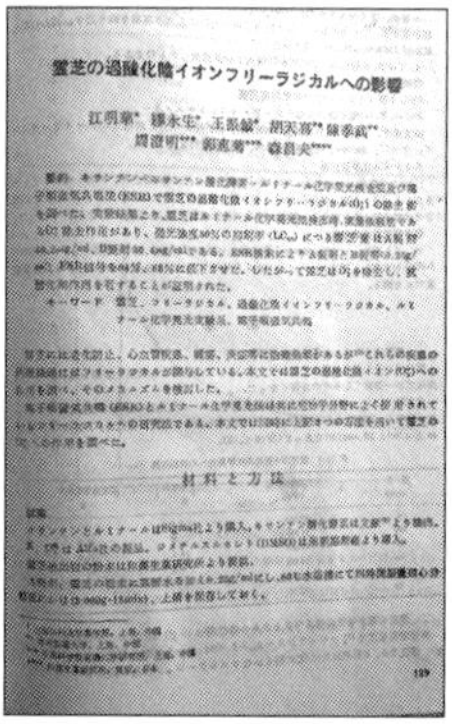

霊芝の過酸化陰イオンフリーラジカルへの影響

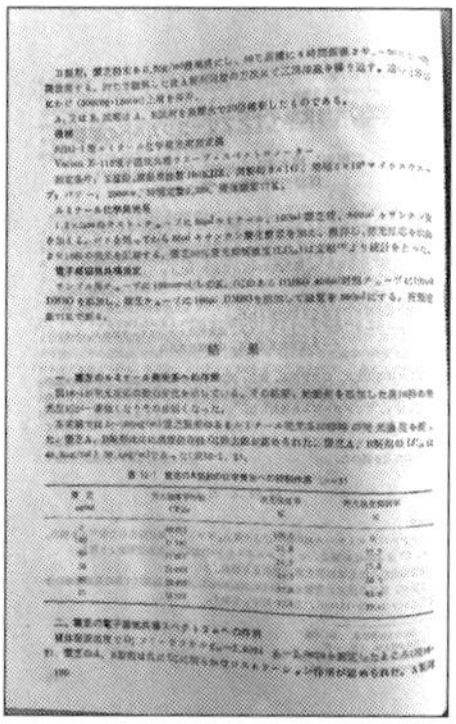

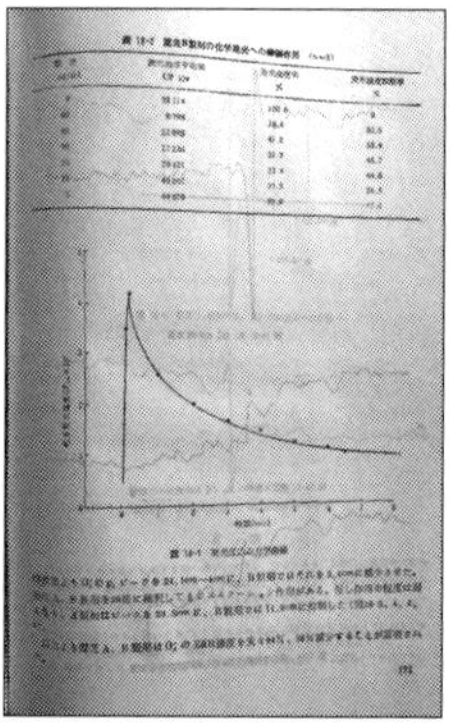

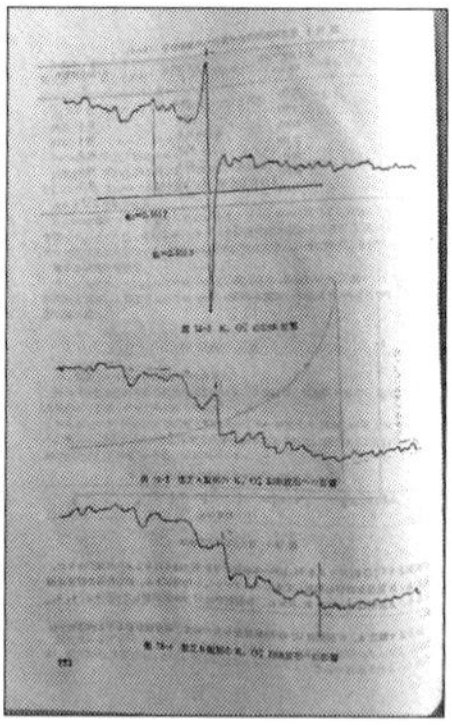

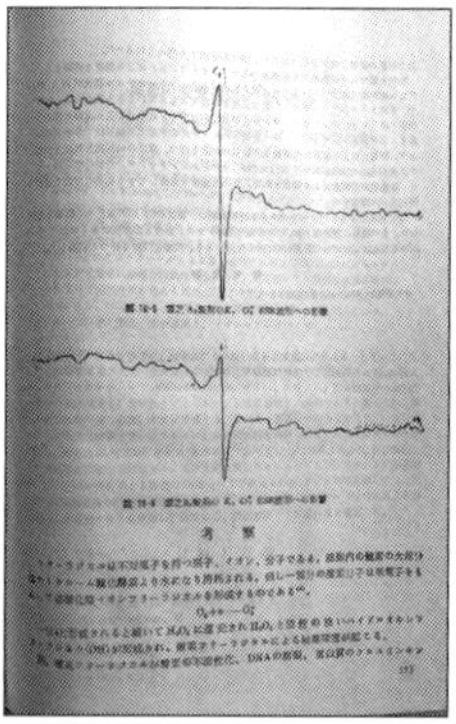

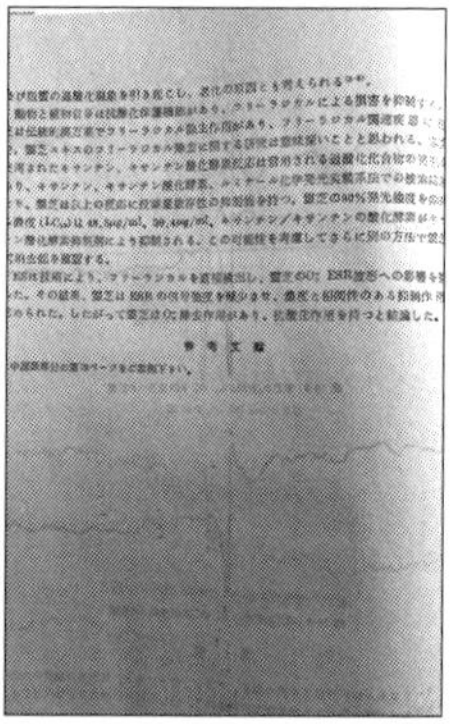

霊芝のフリーラジカルへの影響についての論文。試験の結果、霊芝には過酸化陰イオンフリーラジカルの除去作用があり、抗酸化作用を持つとの結論で結ばれている。

その他、和漢生薬研究所のホームページでは、「霊芝の微小循環への影響」「免疫系への影響」「抗酸化とフリーラジカルの除去への影響」などの霊芝研究のデータについて閲覧することができる。

https://www.wakanshouyaku.co.jp/reishi-data/

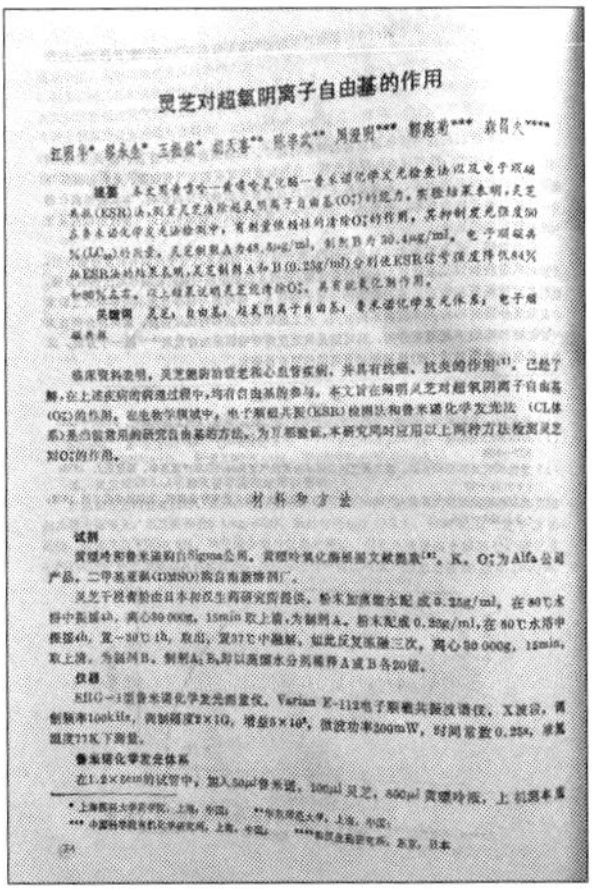

灵芝对超氧阴离子自由基的作用

材料和方法

试剂

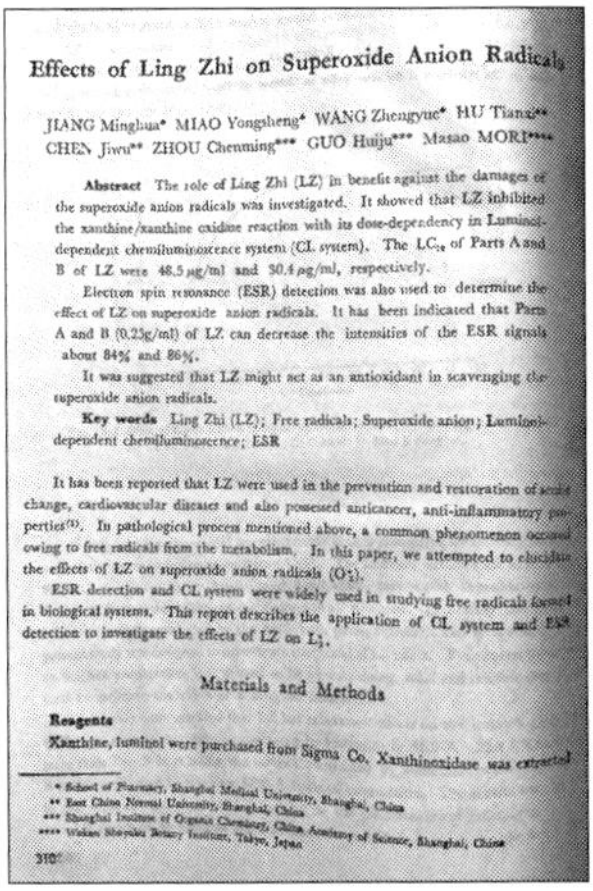

Effects of Ling Zhi on Superoxide Anion Radicals

JIANG Minghua* MIAO Yongsheng* WANG Zhengyue* HU Tianxi** CHEN Jiwu** ZHOU Chenming*** GUO Huiju*** Masao MORI****

Abstract The role of Ling Zhi (LZ) in benefit against the damages of the superoxide anion radicals was investigated. It showed that LZ inhibited the xanthine/xanthine oxidase reaction with its dose-dependency in Luminol-dependent chemiluminescence system (CL system). The LC_{50} of Parts A and B of LZ were 48.5 μg/ml and 30.4 μg/ml, respectively.

Electron spin resonance (ESR) detection was also used to determine the effect of LZ on superoxide anion radicals. It has been indicated that Parts A and B (0.25g/ml) of LZ can decrease the intensities of the ESR signals about 84% and 86%.

It was suggested that LZ might act as an antioxidant in scavenging the superoxide anion radicals.

Key words Ling Zhi (LZ); Free radicals; Superoxide anion; Luminol-dependent chemiluminescence; ESR

It has been reported that LZ were used in the prevention and restoration of senile change, cardiovascular diseases and also possessed anticancer, anti-inflammatory properties[1]. In pathological process mentioned above, a common phenomenon occured owing to free radicals from the metabolism. In this paper, we attempted to elucidate the effects of LZ on superoxide anion radicals (O_2^-).

ESR detection and CL system were widely used in studying free radicals formed in biological systems. This report describes the application of CL system and ESR detection to investigate the effects of LZ on O_2^-.

Materials and Methods

Reagents

Xanthine, luminol were purchased from Sigma Co. Xanthinoxidase was extracted

論文は中国語、英語、日本語で記述されている。

■ピューリッツァーセンターから取材を受けた霊芝栽培・サプリメント

また森教授は、微小循環と霊芝の研究について、アメリカ・ニューヨークのピューリッツァーセンターから２０１９年取材を受けた。その記事は「日本における認知症の治療：キノコとコミュニティはどう関わるか」とのタイトルで、全世界に記事が配信されている。

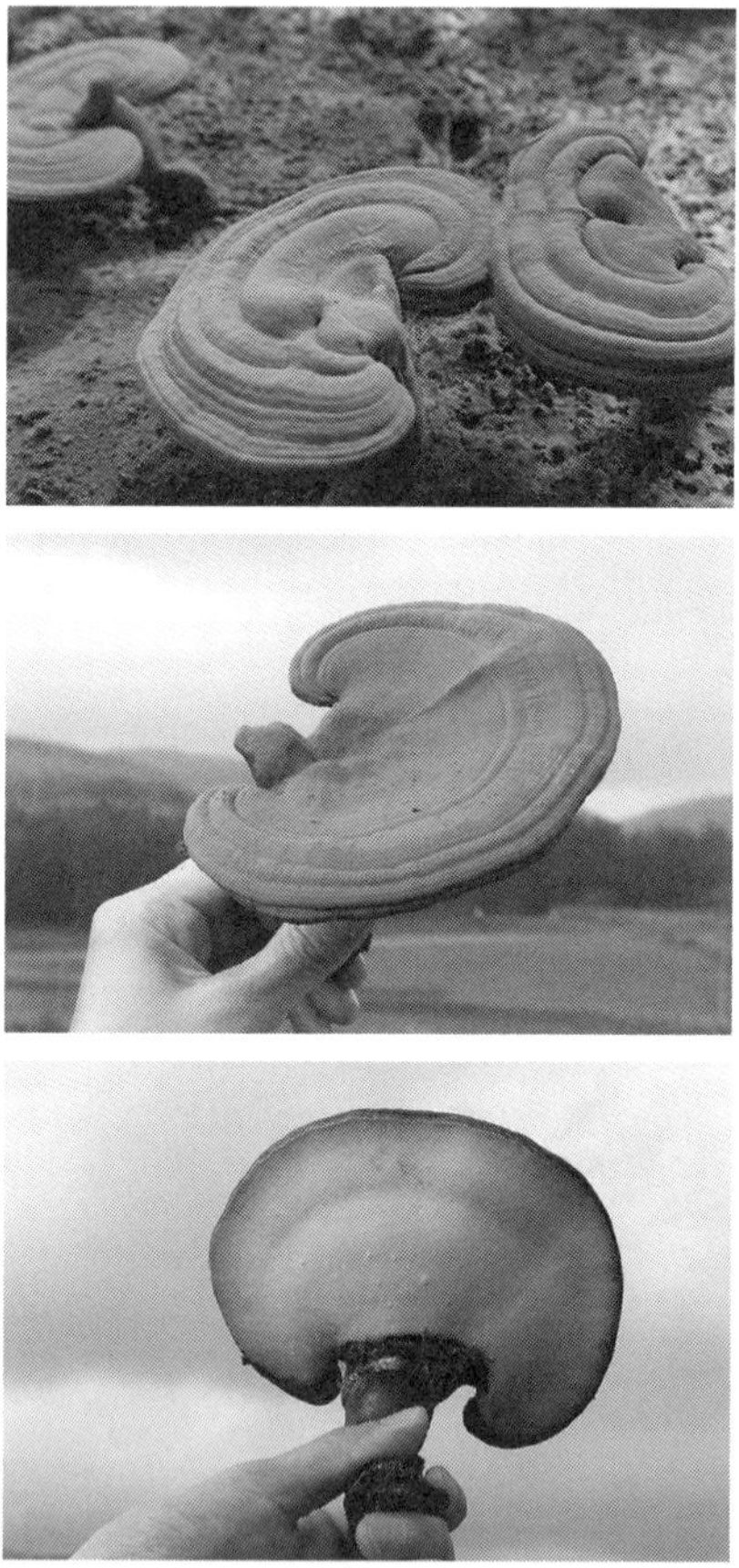

一つひとつ、丹念に心を砕いて栽培される霊芝。長年の研究を重ねて導きだされたその栽培方法も特許が取得されている（特許第1713011号）。

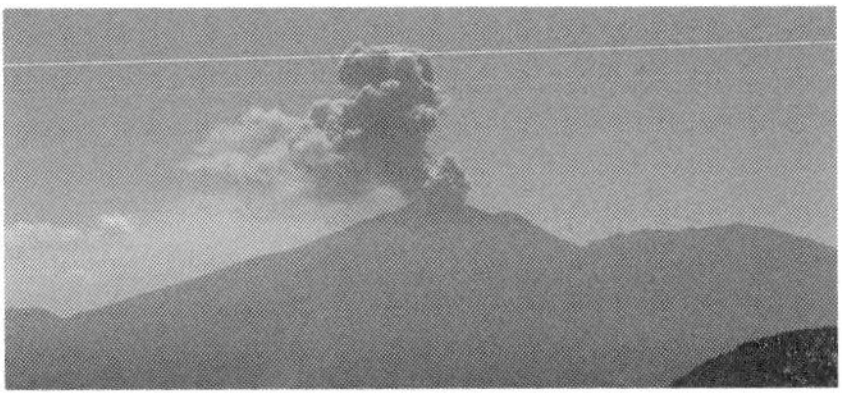

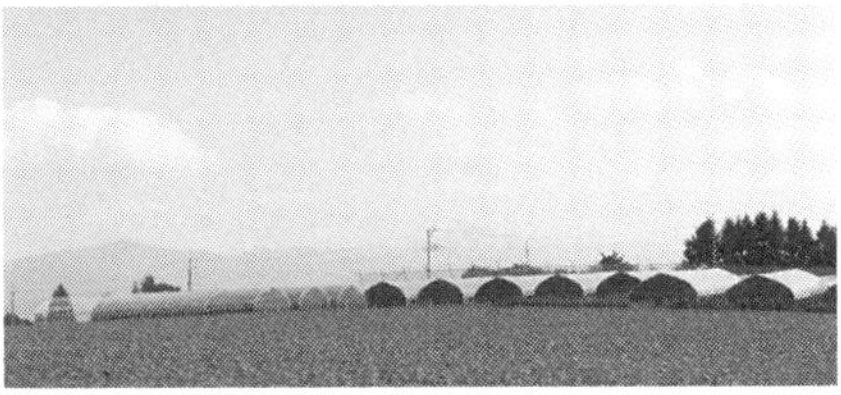

群馬県嬬恋村に所在し、浅間山を望む7000坪の敷地に広がる霊芝栽培農場。
標高1200mのこの土地が、温度・湿度条件がカギを握る霊芝栽培に最適。

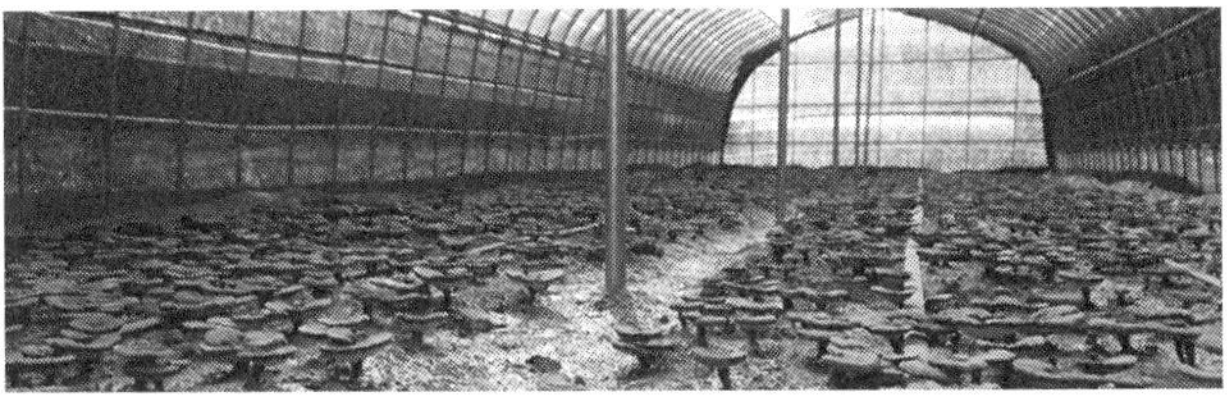

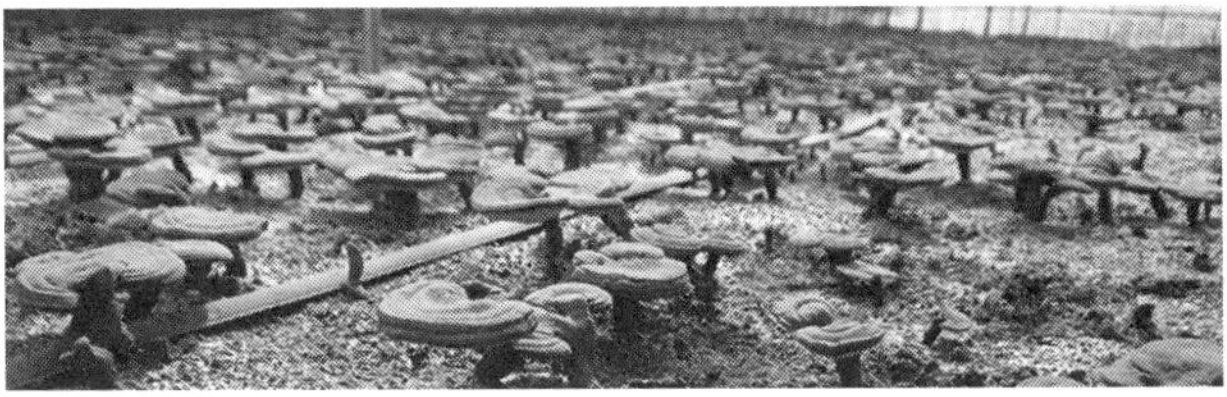

ハウス内で栽培される霊芝。レアアースや微量ミネラルを含んだ浅間砂を用い、水は山から天然の湧き水を引いている。

薬の副作用とは何か？……森昌夫

●効く薬は効きすぎる薬

みんながわかっていないなと思うものに、副作用というのもある。

副作用というのは、何か別の作用が出るんじゃないかと思っているみたいだけど、薬の副作用というのは、薬の本質的な作用というのが先にいきすぎてしまうわけ。それが悪い方向に出てしまう。

例えば、血圧を下げる薬というのがあるけど、下げすぎたらどうなるか？そこで起きるのが、副作用。効果が出すぎる、強すぎるというようなことだね。

効果があるものほど副作用がある。スピードが速いから。そうして、いきすぎてしまうのが副作用。

薬が効くのはいいことだと思うかもしれないけど、効きすぎたら問題になる。効きすぎるのが副作用だから。

副作用がどういうものかがわかると、どうすればいいのかわかる。何度も言っているけど、そういう人間の身体の仕組みを研究するのが生理学。

でも、副作用がない薬をくださいと言えば、それは効かない薬をください と言っているのと同じことになる。

知りあいの医者に、自分には眼科の薬しか使わない人がいる。眼科の薬は効かないからな（笑）。でも副作用もないんだ。

ちなみに、東洋医学というのは副作用はない。人間がそもそも持っている力を使って病気を治そうとするから、副作用というのはないんだ。

●霊芝は調整作用があるので、副作用がない

霊芝も副作用があるんですかと言う人がいるんだけど、それはない。なぜかというと、霊芝の作用は一方的ではないから。

例えば、血圧を下げすぎると、今度は上げる作用がある。簡単にいえば、調整作用があるということ。霊芝の作用は調整作用だからいきすぎがない。電柱に、電圧器というアダプターがついているよね。電圧が小さいと家の電気製品は何も動かないけど、強すぎると全部壊れてしまう。それと同じで、霊芝はアダプター。つまり、調整する。それが霊芝の作用であり、大事なんだ。

香港の生理学学会で喧嘩になったんだけど、霊芝には調整作用があるんだと発表したときに、そんなものあるかと言ってくる人がいて。こっちはデータを取ってるんだから、データを見て文句を言えってね。喧嘩になった（笑）。まあ学会というのは学者の戦いの場だから、みんなプライドをかけて戦ってるんだ。

第5章
未来に向けて

いろいろ治して縛り首に

森　僕は近いうち、薬機法か医師法で捕まりますから。でも、いい。すべての責任は私が負う。僕を人身御供《ひとみごくう》にして、みんな逃げろと。

普通、鬱病だって、パーキンソン病だって治らない。鬱病もパーキンソン病もよくして、その上に認知症までといったら、捕まりますよ。ましてや、食品でしょ。捕まる要素がいっぱいある。それでもめげないでやってくれるのは、うちのカミさんと先輩（ケビン）しかいない。あとはみんな逃げる。

うちの事務所なんか、僕が捕まって縛り首になれば、信憑性が増して、みんなが「これは効く」と言い出すから、早く死んでくれみたいなことを言っている（笑）。

僕は辞世の句までつくっている。覚悟はできているんだ。

ケビン中西　男らしい。日本男児という感じだ。

森　今年２０２１年は、八白土星で、金運の年だ。僕が金持ちになると、日本から認知症の患者がいなくなる。僕に関係してくれたみんなにお金を配ろうと思っている。

子ども食堂で唐揚げとカレーを

森　次にやることも考えているんだ。とりあえず子ども食堂をやろうと思っている。

じいちゃん、ばあちゃんから金を集めて、子どもにタダでメシを食べさせる。鶏の唐揚げとカレーを食べさせてやりたいと思っているんです。

僕と兄弟が出た小学校が今、売りに出ていて。町の真ん中で、子どもがいなくなったからなんですが、それを買って、そこを子ども食堂にしたい。ひとり親の家庭がいっぱいあるから。女の人も考えなきゃいかぬのだけどね。この間も、5歳の子どもを餓死させた話があったけど、イヤな話だね。ああいうことがないように、食べられるようにしてやりたいと思っている。雇って、給料を払って、子どもたちにタダでメシをあげたい。ひとり親の家庭が、品川区だって1万5千人いるというから。みんな、食えないんだね。

ケビン中西　森先生の出られた小学校はどれくらいあるのですか。

森　広いですよ。町の真ん中にあって、高くて誰も買えないんです。それを買って、小学校だったらみんな知っているから、そこで子ども食堂をやろうと思っています。お金が入ったらやりたいと思っていることのもう1つが、さっきお話ししたアスリートのケガ治し。今、古くからある有名な料亭とホテルが売りに出ているんで、そこにすごい設備をつくって、やっていきたいと思っているんです。

ケビン中西　どれくらいで売りに出ているのですか。

森　わからない。向こうが値段を言わないんだ。だけど、あそこだけは買おうと思っている。でも、買ったら大変。屋根を直すだけで９千万かかると言われた。お荷物になってしまうけどね。

いやしの村・国際人間大学構想

ケビン中西　森先生のおっしゃる、小学校を買って、そこで子ども食堂をやりたいというような発想は大好きなんです。

私は、「いやしの村」をつくりたいと思っています。

森　ぜひ、康復医学学会に参加してください。おもしろい連中がいっぱいいますから。きっとお役に立ちますよ。

ケビン中西　「いやしの村」では、統合医療のセンターもつくるし、すべての人が本当に楽しく遊んで暮らせるような場所をつくる。

もちろん、ＡＩをうんと利用して、農業から何から全部やっていくし、もうすぐ発表になるという永久発電、そういうものもどんどん取り入れてやっていく。

そこでは、全員がお互いにジャッジし合わない。あるがままでいい。考え方も、肌の色も、何が違っていても、それはそのまま認めることを前提とした村づくりをしたい。

世界全体に広げようなんていう発想はない。最初は小さくてもいい。それができたら、世界中でできるだろうし、できなくても……。

森　僕と先輩が一緒になると、とんでもないことがはじまるよ（笑）。

ケビン中西　私には国際人間大学構想というのがあって、リモートによって世界中をつなげて、そこから発信していくんです。全部無料なんです。どういう発信かというと、その国の言語で、その国のいろんな教育を、それぞれの人が語る。それは強制ではなく、聞きたい人が聞けばいい。それを一斉に流す。最初は小さいかもしれないけど、最終的には世界中の人がそこに参加して、どんな学びもタダで学べる。アフリカの果てまで、それが届く。それを本気で考えています。

いやしの村・国際人間大学構想について……ケビン中西

●いやしの村とは？

今の時代というのは、こんなことを言ってしまうと元も子もないですが、遺伝子組み換え食品とか、化学肥料とか農薬を使わない作物というのは、一つもないじゃないですか。

つまり、自分の生命を自分で守るということでいえば、化学肥料や農薬を使ったものを食べた人が、みんな病気になると限ったことではないですよね。だから、それはそれでいいんだと思うんです。

でもやっぱり、本当に健康な野菜を食べたいなと思う人たちは、そういう世界をつくるしかないじゃないですか。だから、気の合った仲間たちと、そういう野菜をつくりながら暮らしていければいいなと思うんです。

野菜をつくるのが得意だよ、という人と、わたしは掃除が得意だ、という人、あるいは料理が得意だという人、いろんな得意をみんな持っていると思うんです。得意を持った人たちが寄り集まって、ともに村をつくったら、すごくいい村ができるんじゃないかと思うんです。

でも、考え方は統一する必要はないんです。いろんな考え方があっていい。だからこそ、おもしろいんであって。考え方が同じだったら、おもしろくないですよ。

まったく反対の考え方をする人がいてもいい。昼夜逆転の生活をする人がいてもいい。それさえもＯＫで、すべてを受け入れる、完全なる自由がある村をつくりたいなあと思っているんですよ。

この村は、住む必要もなくて。住みたい人は住めばいいし、外側にいる人は外側にいる人、たまに遊びに来たくなれば来ればいいしね。そういう村を、日本中につくりたい。

今、いくつか候補があがりだしましたけど、私一世代でできるとは思っていないんですよ。私ができるのは、せいぜい1つや2つぐらいでしょうけど、そのあと、また次の世代にバトンタッチしてね。最終的には、世界中がそんな村になったらいいいんじゃないかなあと思っています。

●国際人間大学構想とは？

これは、なんで教育を受けるのにお金が必要なの？　というところからスタートしているんですけども。本来はお金なんて要らないじゃない？　学びたいものが学べればいいわけでしょう？

しかも今は、学校のカリキュラムによって、期待される人間像があるといいますか、国ごとに、それぞれの国の教育方針にもとづいて人を育てているでしょう？　でも、そんな必要はないんじゃないか？　と思うんですよ。もっと人間らしく、個人個人、その人が興味を持っていることをもっと伸ばしてあげたい。

発信した途端に、全世界の言語に翻訳される、そういうものをつくって、自分が学びたいもの、知りたいことについて、誰でも無料で受けられるようなものをつくりたい。

今、すごい翻訳のソフトなんかが、いっぱい出てきているんですよね。この時代がくるのを予測したんですが、ようやくそのタイミングがきました。アクセス数が増えてきたら、当然スポンサーがつくでしょう？　スポンサーは、経費を賄《まかな》ってくれる（笑）。それでいいんだと思うんです。

そしてそこには、例えばヒカルランドコーナーというのがあったりね。今、一番読みたい本の1位はこれでーす、とかね。なんでもいいんです。どんな分野でもいいんです。あらゆるコンテンツがあっていい。

健康だってね、これが絶対に健康になるっていう健康法なんて、ないですから。それぞれの人が信じている健康法が、健康法なんだから。だからおもしろいんですから。「これが一番だ！」と言う人が、たくさんいていいんです（笑）。

おわりに

森 昌夫

世界から「認知症」をなくしたい。

途方もない話ですが、それが私の目標です。

認知症の介護に疲れ果てた息子が親をあやめてしまった家庭のご葬儀に参列したことがあります。「こんなに悲しいことはない」と、涙が止まりませんでした。

認知症は、ご本人はもちろん、家族の人生も壊しかねない病気です。明日は我が身といった危機感をもつことは、決して悪いことではないと思います。

しかし、恐れすぎる必要はないとも考えています。

なぜなら、「認知症は治る」と、私の研究が答えを出しているからです。

認知症については介護方法に目が向きがちですが、私は生理学を学び研究してきた人間であり、もともとの原因を探し、治してしまうことに考えが向きます。そして、縁あってめぐりあった霊芝に希望の光を見出し、一歩一歩研究を重ねてきました。

本文中でもお話ししていますが、私が研究開発したものによって、認知症の原因となる脳の血液循環がよくなり、認知症といわれた方やご家族など、多くの方から、症状や合併症が改善されたとよろこびの声をいただいています。

かくいう私の母も、消えているテレビの中に人がいると言い出し、家族で驚いたことがありました。しかし、私の研究開発物を飲み、そういったものを見ることがなくなりました。普段は私の研究したものに見向きもしない母が、「あれをちょうだい」と申し出るようになり、改善を実感しています。

今、薬機法や医師法に照らしあわせれば、「効く」という表現は適当ではなく、違法とされることでしょう。けれど、認知症に関する研究を続けてきた研究者の責任をもって「効く」と言いたい。「認知症は治る」と言いたい。

ゆえに、私が研究開発したものに関して、そのすべての責任は私が負う所存です。

家族みんなが笑顔で暮らす社会であってもらいたいと思います。

家族ばかりでなく、そのまわり、さらに大きい視点でいえば、世界中の家族が、健康で慈しみあう社会で暮らせるようにと、心から願っています。

最後になりましたが、敬愛する中西研二先生と再会し、対談の機会が得られたことを、大変うれしく思っています。先輩、ありがとうございました。

先輩の考えられていること、取り組まれていること、大好きです。心より応援しています。

敷島の
やまとおのこの　人とはば
咲いてよし　散ってまたよし　さくらばな

さらば！

中西 研二　なかにし けんじ（ケビン）
1948年東京都生まれ
NPO 法人「JOY ヒーリングの会」理事長、有限会社いやしの村東京創設者
O ＆ O アカデミー日本オーガナイザー
ケビンの愛称で親しまれている。

新聞記者、セールスマンなど、さまざまな職業遍歴の後、1993年に夢の中でヒーリングを伝授され、ヒーリング活動を開始。

年間300回以上の講演・セミナー活動を全国で展開。
27年間の活動で、23万人を超える方をヒーリングし、難病や骨折などの怪我にも奇跡的な変化が起きている。
それらの活動に並行して、ヒーリングの伝授と気づきをテーマにしたセミナーを行い、日本だけでなく中国、アメリカにもたくさんのヒーラーが誕生している。

世界の指導者が集まるワンネスユニバーシティ（現 O ＆ O アカデミー）のシュリ・バガヴァンのもとを訪れた際に奇跡の目を伝授される。その後『奇跡の水』『奇跡の塩』を生み出し、それによって数々の奇跡が起きている。

2020年 3 月からはオンラインセミナーも開始。
オリジナルの日本式癒し術「愛和道」を通じて、日本全国のみならず中国、ハワイなど海外に向けても昼夜を問わず活動をしている。

著書に『そのまんまでオッケー！』『悟りってなあに？』『あなたは、わたし。わたしは、あなた。』（以上 VOICE）『「なんにも、ない。」』（シャンタン〈宮井陸郎〉氏との共著）『たちどまって自分を癒す』（以上ヒカルランド）がある。

森 昌夫　もり まさお
1948年栃木県生まれ
日本でも有数な生理学（微小循環）分野の研究者
復旦大学上海医学院 顧問教授（旧上海医科大学 生薬学 客員教授）
微小循環研究所 所長
和漢生薬研究所 学術顧問
NPO 法人微小循環予防医学の会 理事長
学術研究会議 康復医学学会 理事長
一般社団法人認知機能改善サポート日本協会 霊芝研究・微小循環研究 学術顧問

薬用真菌類（霊芝など）の研究を手がけ、現代病克服の新しい理論を確立提唱しており、国際学会において、霊芝をテーマに長寿に関する研究発表を継続的に行い、特に「微小循環の流動性と酸素の供給」（末梢血管の血液の流動性）と疾病発生との関係理論には多くの医学者から人体の原理を突いた視点であると高い評価を得ている。

東洋医学研究についての学会発表等も数多く、第三の医学として「生薬学と康復医学（健康を回復する医学）」の必要性をいちはやく主張している。

●主な活動
1989年より、学術顧問を務める株式会社和漢生薬研究所と旧上海医科大学（現 復旦大学）との「生薬・霊芝の科学的共同研究」の日本側研究チーム責任者として、研究推進に当たり、この研究成果を『霊芝研究１』にまとめる（現在入手困難の学術書だが、国立国会図書館で閲覧可能）。

1993年、旧上海医科大学（現 復旦大学）との「霊芝」研究成果の発表に関して白玉蘭賞を受賞。

2011年、厚生労働省提唱の21世紀の国民健康づくり運動（健康日本21）の趣旨に賛同し、健康寿命の延伸及び健康づくりに関心のある国民に保健・医療の増進を図るため、健康及び医薬情報の提供と病気発症予防運動の一環としてマイキュレーター（毛細血管血流観察装置）で末梢毛細血管の観察を行い、生活習慣病の予防、成・壮年期死亡の軽減及び寝たきり老人の減少に取り組み、又訪問介護、通所介護、福祉用具貸与及びボランティア要員の派遣を行い、健やかで心豊かに生活できる社会の実現に寄与する事を目的として、康復医学学会を設立。

●認知機能改善の取り組み
学会での研究発表を基に、現代社会の世界的課題である認知症問題に取り組み、一般社団法人認知機能改善サポート日本協会への商品研究開発のアドバイザーとして参画し、高濃度・高品質霊芝サプリメントの実現に大きく寄与している。

自身の90代の母のレビー小体認知症の症状も消え、現在は健康的な生活を送っている。服用者からは、アルツハイマー他、糖尿病や高血圧といった合併症の症状も改善されたと感謝の声が日々、学会・協会に届いている。


霊芝と認知症、羅布麻と鬱や不眠症についての研究取材をもとに、以下の書籍が出版されている。『重度認知症が癒えるメカニズムを掴んだ！』『鬱は３日で消える！』（いずれも上部一馬著・ヒカルランド）

ヒーラー×生理学（微小循環）研究者
ココロとカラダの超ナイショでホンネの話

第一刷　2021年12月31日

著者　ケビン中西（中西研二）
森　昌夫

発行人　石井健資
発行所　株式会社ヒカルランド
〒162-0821　東京都新宿区津久戸町3-11　TH1ビル6F
電話　03-6265-0852　ファックス　03-6265-0853
http://www.hikaruland.co.jp　info@hikaruland.co.jp
振替　00180-8-496587
本文・カバー・製本　中央精版印刷株式会社
DTP　株式会社キャップス
編集担当　遠藤美保

ISBN978-4-86742-056-0

ヒカルランド　好評既刊！

地上の星☆ヒカルランド　銀河より届く愛と叡智の宅配便

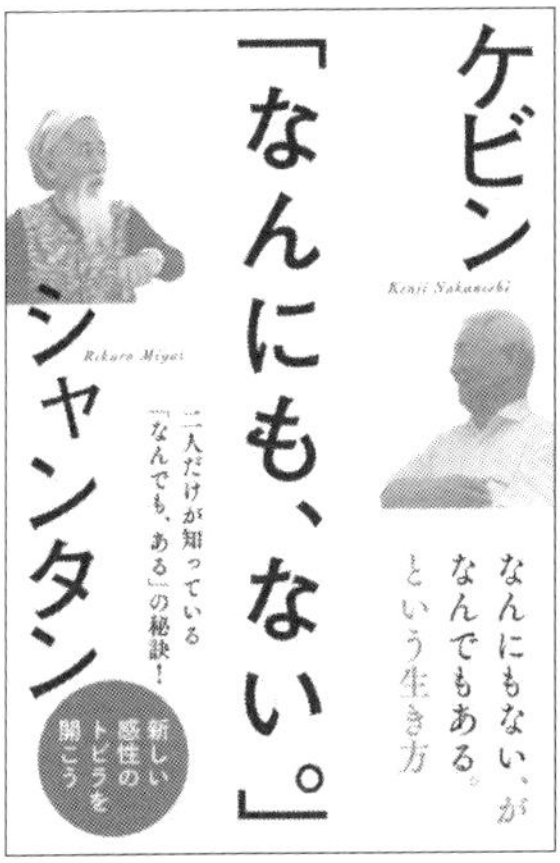

「なんにも、ない。」
著者：ケビン（中西研二）／シャンタン（宮井陸郎）
四六ソフト　本体 1,800円+税

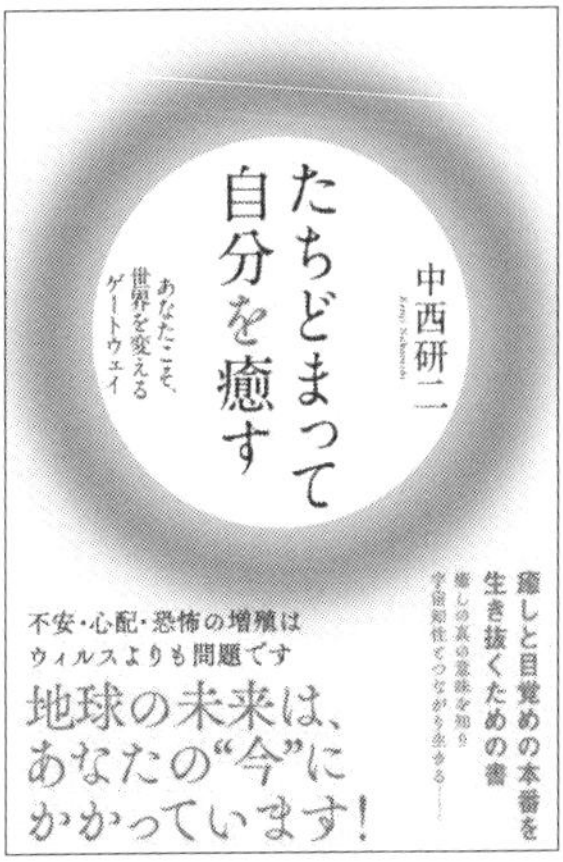

たちどまって 自分を癒す
あなたこそ、世界を変えるゲートウェイ
著者：中西研二
四六ソフト　本体 2,000円+税

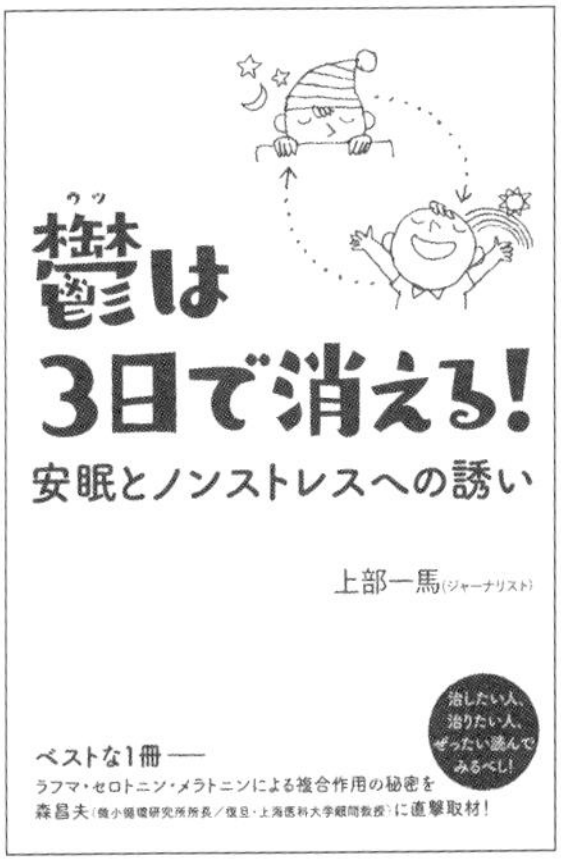

鬱（ウツ）は3日で消える！
安眠とノンストレスへの誘い
著者：上部一馬
四六ソフト　本体 2,000円+税

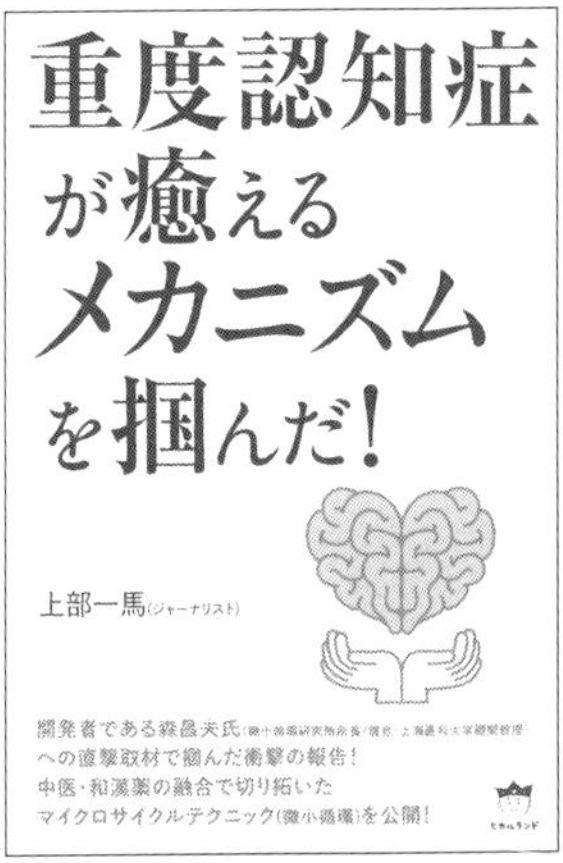

重度認知症が癒えるメカニズムを掴んだ！
著者：上部一馬
四六ソフト　本体 1,800円+税

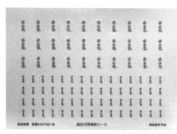

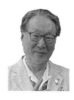

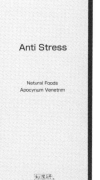

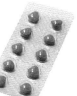

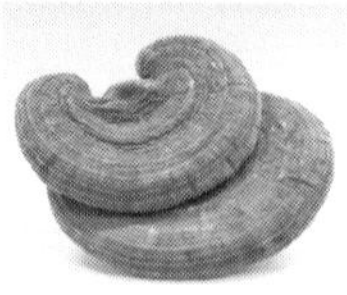

レイシ（霊芝）
血流をよくし、免疫力を正常化する働きをもつレイシをあわせ、センダンの効果を高めています。

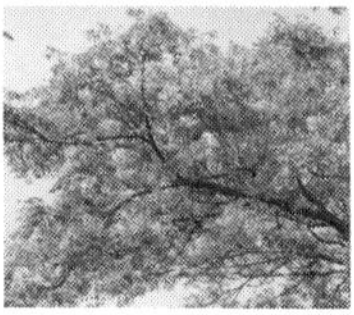

センダン（栴檀）
古くより薬草として用いられ、葉のエキスからは、ウイルスを除去（不活化）する成分が発見されています。

■ なぜ“のど飴”なの？

ウイルスが感染するのは、喉の粘膜。鼻や口から入ったウイルスは、喉の粘膜から細胞に侵入し、血液によって全身にひろがっていきます。つまり、ベストな方法は、喉で防御するということ。

喉からの感染を防ぐためには、喉の粘膜に分泌される免疫抗体・IgA 抗体という物質を増殖させる必要があります。しかし、これはワクチン接種ではかないませんし、それだけでは十分とは言えません。

また、錠剤やスプレータイプなどについても比較検討・実験し、データ取得もしましたが、一番押さえておきたい喉を守るためには、飴が一番という結論に達しました。

■ 特許取得！　驚きの数値も出ています！

「インフルエンザ予防・治療用の投与組成物」として2014年に特許認可、登録されています。飴としては、世界初の発明品と言えます。

また、日本食品分析センターによるウイルス不活化試験の結果、驚きの数値も報告されています。

＊試験ウイルスはインフルエンザウイルスＨ１Ｎ１
（財団法人日本食品分析センター　第209040684-001号）
＊特許取得品（特許第5578646号）

◆お召し上がり方◆

人混みに行ったとき、人と会話したとき、帰宅したら“舐める”のではなく、口の中に“置いておく感じ”で、ゆっくりと溶かしながら召し上がってください。この方法ですと、１粒あたり30分くらい、お口の中にある状態になります。
（30分で98％、２粒摂ると99％ウイルスが不活化するというデータが出ています）
１日１粒～４粒を目安にお楽しみください。

【お問い合わせ先】ヒカルランドパーク

＊ご案内の価格、その他情報は発行日時点のものとなります。

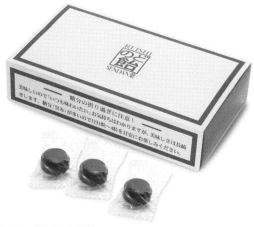

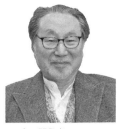

ヒカルランド　好評既刊！

地上の星☆ヒカルランド　銀河より届く愛と叡智の宅配便

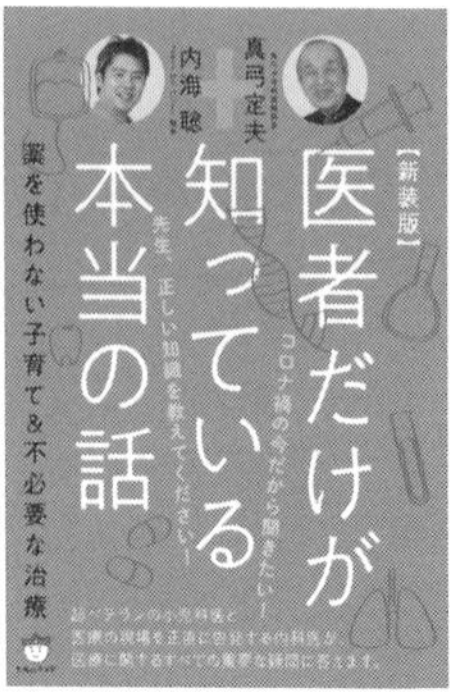

【新装版】医者だけが知っている本当の話
薬を使わない子育て＆不必要な治療
著者：内海 聡／真弓定夫
四六ソフト　本体 1,700円+税

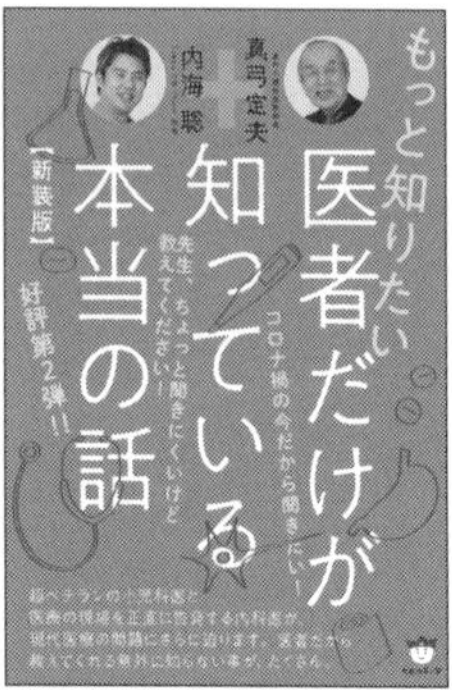

【新装版】もっと知りたい
医者だけが知っている本当の話
著者：内海 聡／真弓定夫
四六ソフト　本体 1,700円+税

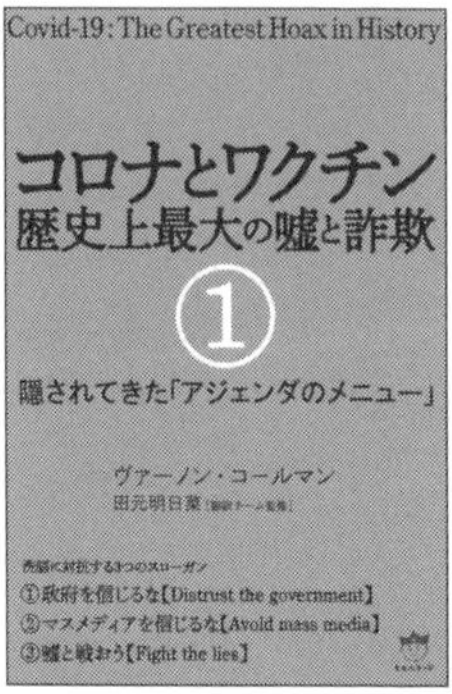

コロナとワクチン　歴史上最大の嘘と詐欺①
隠されてきた「アジェンダのメニュー」
著者：ヴァーノン・コールマン
訳者：田元明日菜
四六ソフト　本体 1,600円+税

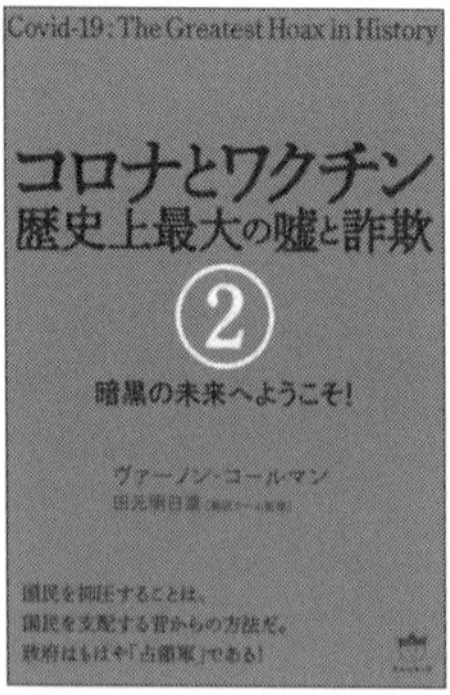

コロナとワクチン　歴史上最大の嘘と詐欺②
暗黒の未来へようこそ！
著者：ヴァーノン・コールマン
訳者：田元明日菜
四六ソフト　本体 1,600円+税

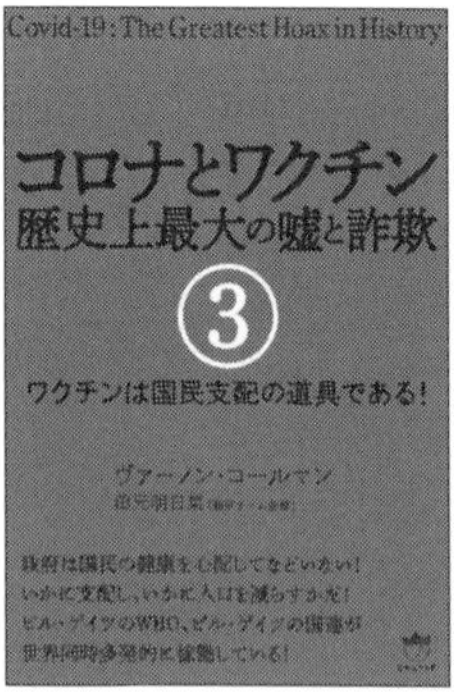

コロナとワクチン　歴史上最大の嘘と詐欺③
ワクチンは国民支配の道具である！
著者：ヴァーノン・コールマン
訳者：田元明日菜
四六ソフト　本体 1,600円+税

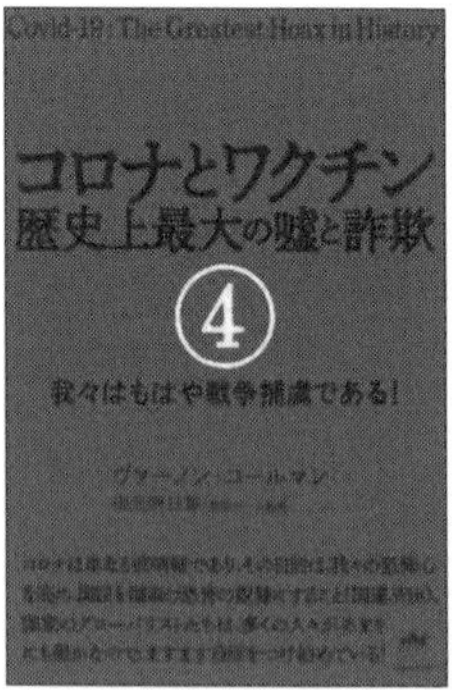

コロナとワクチン　歴史上最大の嘘と詐欺④
我々はもはや戦争捕虜である！
著者：ヴァーノン・コールマン
訳者：田元明日菜
四六ソフト　本体 1,600円+税

ヒカルランド　好評既刊！

地上の星☆ヒカルランド　銀河より届く愛と叡智の宅配便

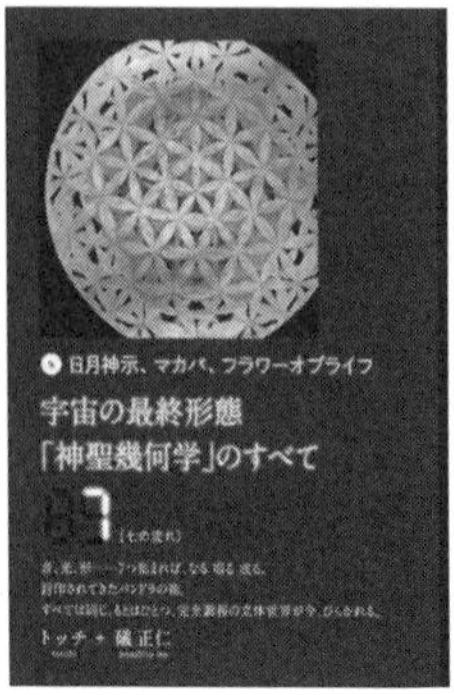

日月神示、マカバ、フラワーオブライフ
宇宙の最終形態
「神聖幾何学」のすべて　7［七の流れ］
著者：トッチ＋礒 正仁
四六ハード　本体 2,200円+税

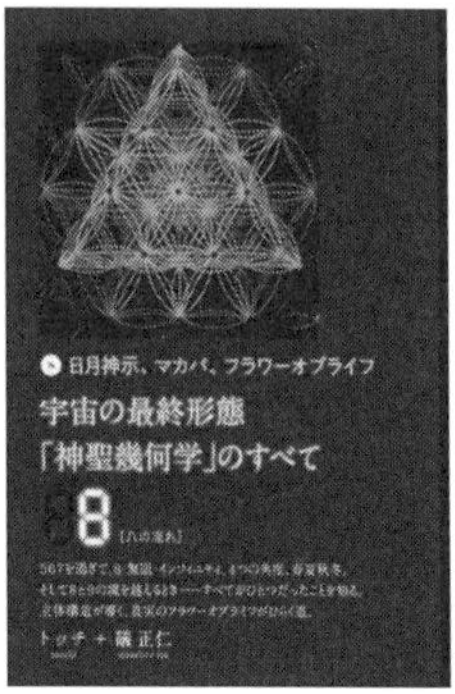

日月神示、マカバ、フラワーオブライフ
宇宙の最終形態
「神聖幾何学」のすべて　8［八の流れ］
著者：トッチ＋礒 正仁
四六ハード　本体 2,200円+税

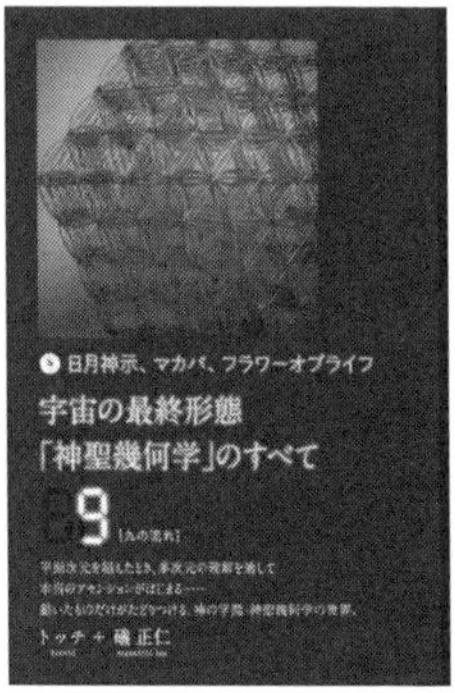

日月神示、マカバ、フラワーオブライフ
宇宙の最終形態
「神聖幾何学」のすべて　9［九の流れ］
著者：トッチ＋礒 正仁
四六ハード　本体 2,200円+税

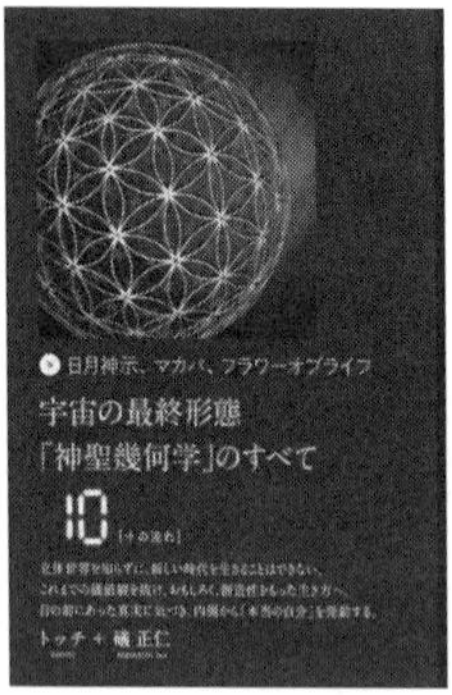

日月神示、マカバ、フラワーオブライフ
宇宙の最終形態
「神聖幾何学」のすべて　10［十の流れ］
著者：トッチ＋礒 正仁
四六ハード　本体 2,200円+税

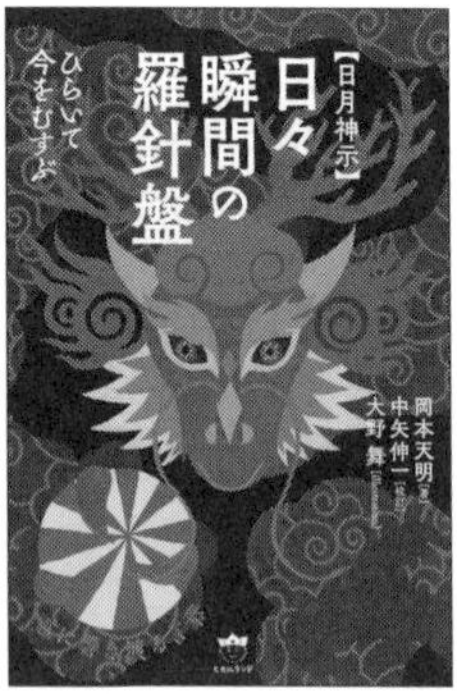

ひらいて今をむすぶ
【日月神示】日々瞬間の羅針盤
著者：岡本天明
校訂：中矢伸一
illustration：大野 舞
四六ソフト　本体 3,600円+税

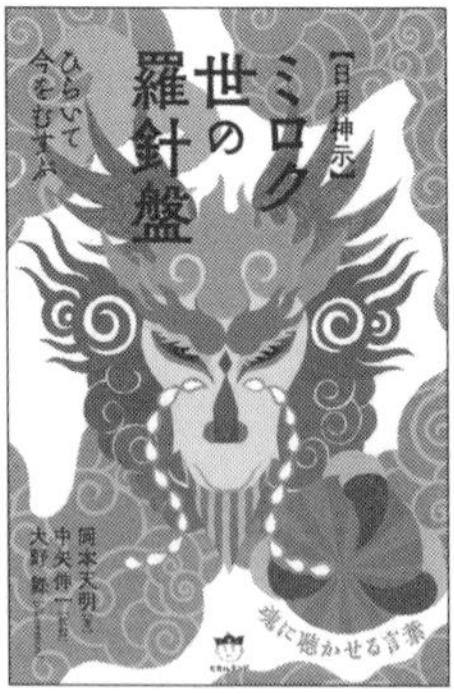

ひらいて今をむすぶ
【日月神示】ミロク世の羅針盤
著者：岡本天明
校訂：中矢伸一
illustration：大野 舞
四六ソフト　本体 3,600円+税

ヒカルランド　好評既刊！

地上の星☆ヒカルランド　銀河より届く愛と叡智の宅配便

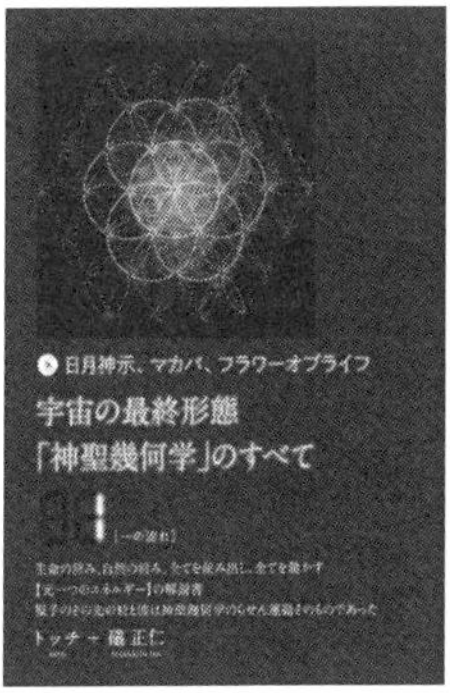

日月神示、マカバ、フラワーオブライフ
宇宙の最終形態
「神聖幾何学」のすべて　1［一の流れ］
著者：トッチ＋礒 正仁
四六ハード　本体 2,000円+税

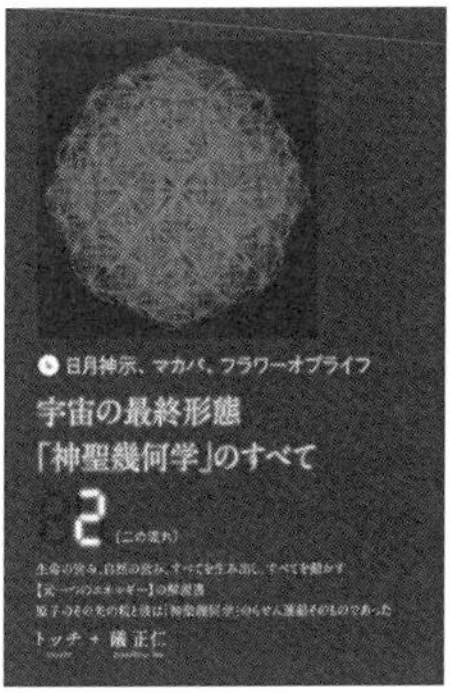

日月神示、マカバ、フラワーオブライフ
宇宙の最終形態
「神聖幾何学」のすべて　2［二の流れ］
著者：トッチ＋礒 正仁
四六ハード　本体 2,000円+税

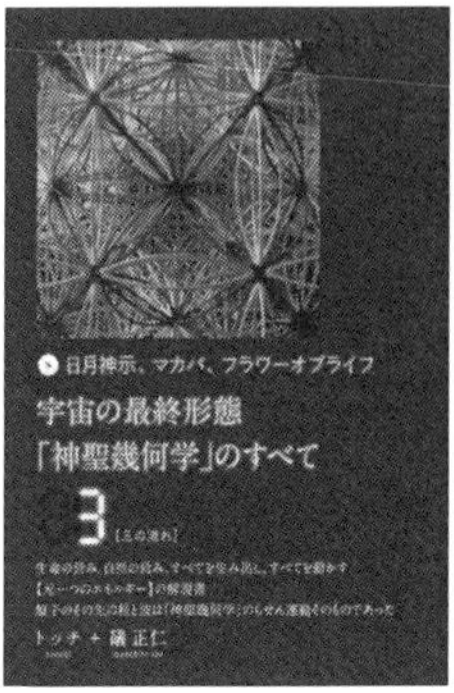

日月神示、マカバ、フラワーオブライフ
宇宙の最終形態
「神聖幾何学」のすべて　3［三の流れ］
著者：トッチ＋礒 正仁
四六ハード　本体 2,000円+税

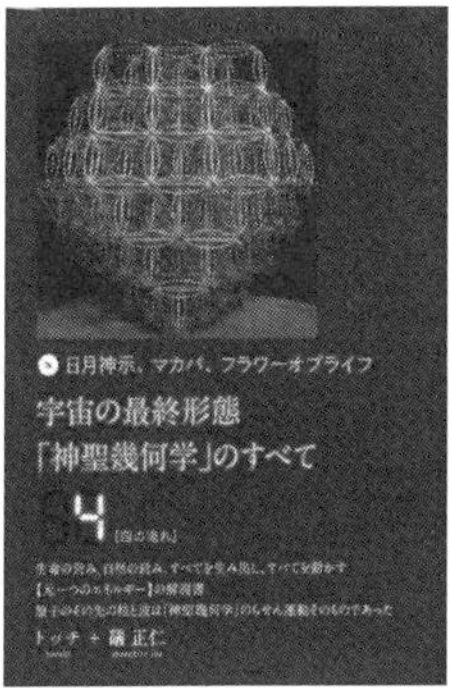

日月神示、マカバ、フラワーオブライフ
宇宙の最終形態
「神聖幾何学」のすべて　4［四の流れ］
著者：トッチ＋礒 正仁
四六ハード　本体 2,000円+税

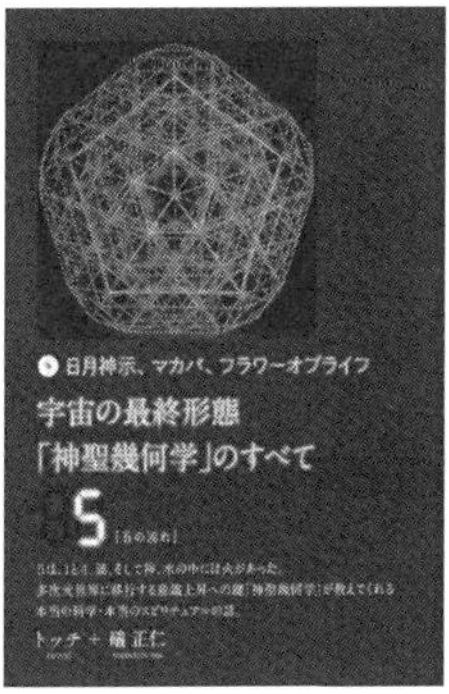

日月神示、マカバ、フラワーオブライフ
宇宙の最終形態
「神聖幾何学」のすべて　5［五の流れ］
著者：トッチ＋礒 正仁
四六ハード　本体 2,000円+税

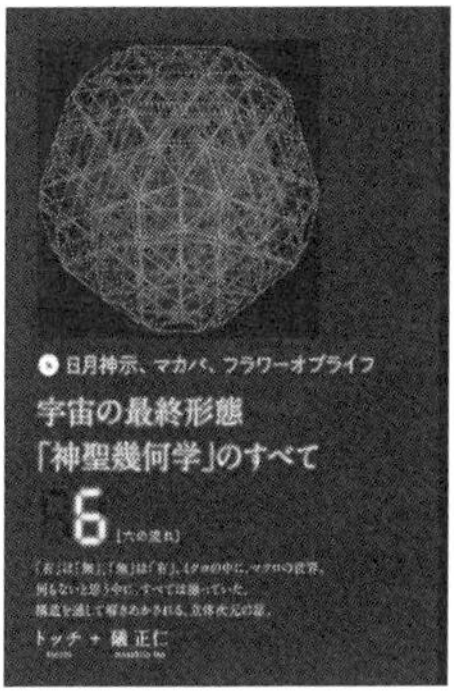

日月神示、マカバ、フラワーオブライフ
宇宙の最終形態
「神聖幾何学」のすべて　6［六の流れ］
著者：トッチ＋礒 正仁
四六ハード　本体 2,000円+税